Hagen Heimann & Dietmar Krämer: **Aura und Bach-Blüten**

Hagen Heimann & Dietmar Krämer

Aura und Bach-Blüten

Das Handbuch der Aura-Deutung

Die Bach-Blüten anhand der Aura besser verstehen

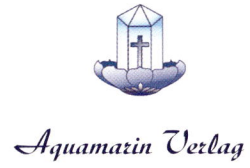

Aquamarin Verlag

Originalausgabe
1. Auflage 2008
© Aquamarin Verlag GmbH
Voglherd 1 • D-85567 Grafing
www.aquamarin-verlag.de

Umschlaggestaltung: Annette Wagner

ISBN 978-3-89427-389-7
gedruckt in Leipzig

INHALT

VORWORT

Bei den Vorbereitungsarbeiten zu meinen Vorträgen und Seminaren über die R-Relais wurde mir erst richtig bewusst, wie viele neue Erkenntnisse ich über die ätherische und astrale Aura durch die Forschungsarbeit zu meinem letzten Buch[1] gewonnen hatte. Dieses neue Wissen vermittelte ich zwar teilweise in meinen Kursen, etliches blieb jedoch ungesagt, und noch mehr verschwand in meinen Schubladen. So keimte in mir immer mehr die Idee, ein Buch darüber zu schreiben. Da Dietmar Krämer mir bei meiner Forschung assistiert hatte, wollte ich ihn auch als Co-Autor für dieses Projekt gewinnen.

Eigentlich wollte Krämer, nachdem er mit unserem letzten gemeinsamen Buch[2] seine Arbeit an dem Gesamtwerk „Neue Therapien" abgeschlossen hatte, keine weitere Bücher mehr schreiben, was er stets betonte. Es gelang mir dennoch, ihn dazu zu überreden, an diesem Buch mitzuarbeiten, indem er die Aura-Bilder malte und mir die Kirlian-Fotos von seinen eigenen Experimenten Anfang der achtziger Jahre zur Verfügung stellte.

1   Hagen Heimann, Alles über Bach-Blütentherapie und Neue Therapien mit Bach-Blüten nach Dietmar Krämer, G. Reichel-Verlag, Weilersbach

2   Dietmar Krämer & Hagen Heimann, Neue Therapien mit Bach-Blüten, ätherischen Ölen, Edelsteinen, Farben, Klängen, Metallen, G. Reichel Verlag, Weilersbach

EINLEITUNG

Mit der New-Age Bewegung ist das Interesse an Esoterik, gesunder Lebensführung und sanften Heilmethoden gewachsen. Vieles von dem, was in früheren Zeiten nur einem kleinen Kreis von Eingeweihten zugängig war[3], ist heute ein fester Bestandteil unseres Allgemeinwissens. So findet sich der Begriff „Aura" bereits in einigen Redewendungen wieder, wie beispielsweise: „Es umgibt sie eine geheimnisvolle Aura." – „Ihn umgab eine Aura der Unnahbarkeit."

Das Wissen, dass es eine Aura gibt, bzw. jeder Mensch eine Ausstrahlung besitzt, ist demnach nichts Unbekanntes. Doch was die Aura im Konkreten ist, darüber ist allgemein noch nicht so viel bekannt, was kaum verwundert, weil mit diesem Begriff die unterschiedlichen feinstofflichen Körper des Menschen benannt werden können.

Aus esoterischer Sicht besteht der Mensch aus sieben Körpern, wobei drei den unsterblichen Teil des Menschen bilden. Diese drei werden auch häufig als ein einzelner Körper bezeichnet, der „Kausalkörper" genannt wird. Dieser unsterbliche Teil des Menschen ist mit therapeutischen Mitteln nicht zu beeinflussen[4].

Die anderen vier Körper des Menschen sind: Physischer Körper, Ätherkörper, Astralkörper und Mentalkörper. Jeder dieser Körper unterliegt seinen eigenen Gesetzmäßigkeiten und besitzt spezifische Besonderheiten.

Die Anatomie und Physiologie des grobstofflichen Körpers sind dank der modernen Medizin weitestgehend ergründet. Die feinstofflichen Körper sind hingegen noch nicht so gründlich erforscht, weil hierfür kaum Instrumente vorhanden sind, mit denen man wissenschaftliche Ergebnisse erzielen könnte[5].

---

3   Von daher stammt der Begriff „Esoterik" = der innere Kreis.
4   Aus diesem Grund werden wir uns hier damit auch nicht weiter beschäftigen.
5   Eine Ausnahme bildet hierbei der Ätherkörper, auf den wir später noch ausführlicher eingehen werden.

Das meiste therapeutisch relevante Wissen über den Ätherkörper ist durch die Traditionelle Chinesische Medizin[6] bekannt. Die wohl populärste Therapieform, die angewandt wird um diesen feinstofflichen Körper zu behandeln, ist die Akupunktur. Obgleich die Schulmedizin und die TCM „emotionale Gründe für Erkrankungen"[7] anerkennen, findet der Astralkörper, als Träger unserer Gefühle, keinerlei Beachtung.

Eine Ausnahme bildete der englische Arzt Dr. Edward Bach. Für ihn galt es, gerade die negativen Emotionen, die zu körperlichen Erkrankungen führen können, zu behandeln. Aufgrund seiner Entdeckung der 38 Bach-Blüten ist es ihm nicht nur gelungen eine neue Therapie zu entwickeln[8], sondern auch einen weiteren Mosaikstein des Wissens über den Astralkörper zu finden. Mit der Entdeckung der Bach-Blüten-Hautzonen[9] durch meinen Kollegen Dietmar Krämer bestätigte sich erstmals, dass Dr. Bach für alle archetypischen negativen Gemütszustände je eine passende Blüte gefunden hatte, da die Topographie dieser 243 Hautzonen auf dem Körper keine Lücke aufweist.

Auf diesen Bach-Blüten-Hautzonen basiert ein großer Teil der weiteren Forschung von Krämer. Aus ihnen resultierte nicht nur eine neue Therapieform[10], sondern auch weiteres therapeutisch relevantes Wissen über die Funktionsweisen der feinstofflichen Körper des Menschen. Dank dieser neuen Erkenntnisse und der Praxiserfahrungen der letzten fünfzehn Jahre gelang es mir, die R-Relais[11] und *Qualitäten*[12] zu entdecken. Die Funktion und die daraus resultierenden Konsequenzen dieser beiden bislang unbekannten Fakten vervollständigen wiederum das esoterische Weltbild und bringen „Eine Neue Sichtweise"[13] der Bach-Blütentherapie. Aus diesem neuen Verständnis für die Bach-Blüten resultiert wiederum eine neue Betrachtungsweise der Farben der Aura und der Funktionsweise des Astralkörpers.

---

6   Auch kurz TCM genannt.
7   Auch Psychosomatik genannt.
8   Die nach ihm benannte Bach-Blütentherapie.
9   Vgl. Kap. 3, Die Bach-Blüten-Hautzonen nach Dietmar Krämer.
10   Neue Therapien mit Bach-Blüten, ätherischen Ölen und Edelsteinen.
11   Diese R-Relais dienen der Verschaltung der feinstofflichen Körper untereinander. Vgl. Kap 1, Verbindungen der feinstofflichen Körper untereinander – die R-Relais nach Hagen Heimann.
12   Als *Qualitäten* habe ich eine spezielle Art von Energie benannt, die in den R-Relais verschaltet wird. Vgl. Kap. 1, Verbindungen der feinstofflichen Körper untereinander – die R-Relais nach Hagen Heimann.
13   Aufgrund der R-Relais und der *Qualitäten* ist es mir nicht nur gelungen, die tatsächliche Wirkungsweise der Bach-Blüten zu entschlüsseln, sondern auch den der gesamten Psychosomatik zugrundeliegenden Mechanismus der Regulation. Daher prägte ich den Begriff „Eine Neue Sichtweise" der Bach-Blütentherapie, kurz ENS genannt.

1

DIE AURA

Verschiedene Arten von Hellsichtigkeit

Unter dem Begriff Hellsichtigkeit[14] versteht man die Wahrnehmung der feinstofflichen und damit für das menschliche Auge unsichtbaren Körper. Diese Fähigkeit ist jedoch nicht bei jedem Hellsichtigen gleich ausgebildet. Meistens wird lediglich ein einziger feinstofflicher Körper wahrgenommen, selten besitzt jemand die Fähigkeit, alle zu sehen. Zudem obliegt das, was erkannt wird, dem, was der Betrachter auch „kennt", und mit welcher Einstellung er es betrachtet[15].

Generell können vier Arten von Hellsichtigkeit unterschieden werden. Zu diesen zählen: Das kindliche Aura-Sehen, welches angeborenen ist, das sogenannte Erwachsenen-Sehen, das Aura-Sehen mittels eines geistigen Führers und die unmittelbare Wahrnehmung anderer Daseinsebenen.

Das kindliche Aura-Sehen

Die Fähigkeit, die Aura mit den physischen Augen zu sehen, besitzen lediglich einige Kleinkinder. Ihre Gabe besteht in der Regel von Geburt an bis zu einem Alter von drei, in seltenen Einzelfällen bis zu sechs Jahren. Während dieser Zeit nehmen sie gleichzeitig

---

14 Gelegentlich wird auch das „Sehen der Zukunft" als Hellsichtigkeit bezeichnet.
15 Dies gilt nicht für Kinder, die die Aura unvoreingenommen wahrnehmen.

beide Welten[16] wahr und sehen somit auch die wahren Konturen und Farben der Aura. Im Laufe der kindlichen Entwicklung inkarnieren sie immer mehr in ihren physischen Körper und verlieren damit diese Fähigkeit der feinstofflichen Wahrnehmung.

Das Erwachsenen-Sehen

Diese Art der Hellsichtigkeit findet nicht über die physischen Augen statt, sondern beruht auf der Fähigkeit der Visualisierung anderer Welten über das sechste Chakra. Hierbei erzeugt der Betrachtende ein inneres Bild der Aura, wobei lediglich Farben wahrgenommen werden können, jedoch keinerlei Konturen oder Strukturen. Zudem ist es schwierig, die tatsächlichen Aura-Farben wahrzunehmen, da diese durch bestimmte Vorstellungen seitens des Aura-Sehers beeinträchtigt sein können. Hierzu zählen Sympathie, Antipathie, religiöse und weltanschauliche Vorstellungen sowie eine Erwartungshaltung aufgrund von Gelesenem zu diesem Thema. Eine objektive Wahrnehmung der Aura aufgrund erworbenen Aura-Sehens im Erwachsenenalter ist daher kaum möglich.

Gelegentlich kommt es vor, dass das kindliche Aura-Sehen mit einigen Jahren Unterbrechung in das Erwachsenen-Sehen übergeht. Da diese Hellsichtigen die Aura in ihrer Kindheit unvoreingenommen wahrgenommen haben, können sie die Aura als Erwachsene – mit den genannten Einschränkungen[17] – verhältnismäßig wirklichkeitsgetreu „sehen".

Das Aura-Sehen mittels eines geistigen Führers

Die dritte Art des Aura-Sehens setzt mediale Fähigkeiten voraus, die benötigt werden, um mit einem geistigen Führer[18] kommunizieren zu können. Diese Kommunikation lässt sich in drei Stufen einteilen:

Die einfachste Form ist das Kommunizieren auf der Gefühlsebene. Hierbei über-

---

16 Die reale und die sogenannte geistige Welt.
17 Konturen und Strukturen
18 Bei geistigen Führern handelt es sich um Menschen, die nach ihrem Ableben freiwillig einen anderen Menschen betreuen und ihn in seiner Entwicklung fördern. Normalerweise wird diese Unterstützung nicht bemerkt, außer manchmal in Gefahrensituationen, in denen die Vehemenz der Warnungen des geistigen Führers die Wahrnehmungsschwelle überschreitet und sich der Betroffene auf unerklärliche Weise alarmiert fühlt.

mittelt der geistige Führer dem Heiler über Gefühle Impulse, wo er seine Hände bei einer Behandlung hinhalten soll. Dies ist zwar für die ersten Schritte des geistigen Heilens ausreichend, jedoch völlig ungeeignet, wenn es um die konkrete Wahrnehmung der Aura geht.

Die zweite Stufe ist ungleich anspruchsvoller. Hierbei handelt es sich um die verbale Verständigung mit dem geistigen Führer. Der Heiler unterhält sich mit ihm wie mit einem Menschen auf der physischen Ebene. Diese Art der Kommunikation stellt sehr hohe Ansprüche an den Heiler. Seine telepathischen Fähigkeiten müssen vollständig ausgebildet sein, da die Kommunikation absolut wertfrei und neutral ablaufen muss. Sie darf auf gar keinen Fall von Sympathie, Antipathie, religiösen wie auch weltanschaulichen Vorstellungen getrübt werden. Dies setzt eine intensive Schulung mit einem spirituellen Lehrer voraus, der die angeborene mediale Veranlagung erkennt und im Voraus beurteilt, inwieweit diese ausgebildet werden kann und ob die ethische Reife dafür vorhanden ist. Zudem wird dieser Lehrer sie nur dann schulen, wenn es für den Heiler auf seinem weiteren Lebensweg auch hilfreich ist, da das Öffnen dieser „Tür zu der anderen Welt" nicht ganz ungefährlich ist, weil sich dort auch Wesen befinden, die einem nicht immer positiv gesonnen sind. Außerdem muss der Heiler lernen, zwischen der wahren Kommunikation mit seinem geistigen Führer und sogenannten Schimären[19] zu unterscheiden.

Eine weitere Gefahr besteht in einer allzu großen Wunschvorstellung und der daraus resultierenden Vehemenz, mit der die Kontaktversuche fokussiert werden. Auf diese Weise können sich Teile des Unterbewusstseins abspalten und ein Eigenleben führen. Der Betroffene kommuniziert mit diesen Anteilen in der Meinung, es handele sich dabei um einen geistigen Führer. Die übermittelten Botschaften entspringen in diesem Fall jedoch den eigenen Vorstellungen. Im Gegensatz zu Schimären, die kurzfristig auftreten und abklingen, ist dieses Phänomen beständig. In extremen Fällen kann sich daraus eine Schizophrenie entwickeln.

Die dritte Stufe der Kommunikation beinhaltet, dass der geistige Führer aktiv ein inneres Bild übermittelt, das der Heiler ähnlich einer eigenen Visualisierung erlebt. Hierbei spielen die Fähigkeiten des Führers eine entscheidende Rolle. So kann er nur die Aspekte der Aura übermittelten, die er selbst wahrnimmt.

---

19 Schimären sind Scheinbotschaften mit vermeintlichen Antworten, die temporär aus dem eigenen Unterbewusstsein entspringen und nichts mit astraler Kommunikation zu tun haben.

Die unmittelbare Wahrnehmung anderer Daseinsebenen

Diese Form des Aura-Sehens hängt mit der spirituellen Entwicklung zusammen und ist nur durch die Erweckung der Kundalini zu erreichen. Diese ermöglicht es erst, das Bewusstsein auf anderen Realitätsebenen zu verankern und eine unmittelbare Wahrnehmung all dessen zu entwickeln, was dort existiert. Dadurch ist es möglich, sämtliche Auren und ihre Strukturen sowie noch feinstofflichere Realitäten zu erkennen, indem lediglich die bewusste Aufmerksamkeit dorthin gelenkt wird. Die Entwicklung dieser Fähigkeiten ist nur unter Aufsicht eines spirituellen Meisters möglich, der das Fortschreiten seines Schülers bis zu seinem letzten Entwicklungsschritt permanent überwacht und aktiv eingreift, wenn dies erforderlich ist.

Die ätherische Aura

Die ätherische Aura[20] durchdringt den gesamten physischen Körper und überragt diesen um etwa eineinhalb bis zwei Zentimeter. Für Hellsichtige ist sie als eine weiße, den Körperkonturen folgende Korona wahrzunehmen. Diese Aura besteht aus der sogenannten Lebenskraft, einer feinstofflichen Energie, die nahezu in allen Kulturen bekannt ist und in der Traditionellen Chinesischen Medizin[21] Chi genannt wird. Nach dem Verständnis der TCM fließt die Lebensenergie Chi zielgerichtet in genau definierten Energiebahnen, den sogenannten Meridianen[22] und reguliert sämtliche Funktionen des physischen Körpers.

Das Chi setzt sich seinerseits aus anderen Energien[23] zusammen, wie beispielsweise aus der Nahrungs- und Atmungsenergie. Hierbei handelt es sich jeweils um die feinstofflichen Anteile, die sich in der Nahrung und in der Atemluft befinden. Die Nahrungsenergie[24] wird über den sogenannten 3-fachen Erwärmer aufgenommen, ein feinstoffliches Organ, welches sich in der ätherischen Aura direkt über dem Magen befindet. Die Resorption der Atmungsenergie, die im indischen Yoga als Prana bekannt ist, erfolgt über die Lungen.

Der physische Körper und die ätherische Aura sind sehr von einander abhängig.

---

20 Auch „Ätherkörper" oder „Energiekörper" genannt.
21 Auch kurz TCM genannt.
22 Auf diesen Meridianen befinden sich auch die Akupunkturpunkte.
23 Erb-, Nahrungs-, Atmungs- und Intersexuelle Energie.
24 Mittels Kirlian-Fotografie kann die Nahrungsenergie indirekt sichtbar gemacht werden.

Einerseits könnte ohne die Aufnahme von Nahrungs- und Atmungsenergie dieses Chi überhaupt nicht produziert werden, andererseits würden die körperlichen Organe ohne die Ansteuerung, die durch die Lebensenergie erfolgt, nicht physiologisch arbeiten.

Damit jedoch die Atmungs- und Nahrungsenergie überhaupt aufgenommen werden kann, wird eine weitere Energie benötigt, die sogenannte Erbenergie, welche bei der Zeugung empfangen wird. Diese kann weder von außen hinzugefügt noch durch eine andere Energie ersetzt werden. Versiegt diese Erbenergie, führt dies unweigerlich zum Tod, da vom Körper keinerlei Nahrungs- und Atmungsenergie mehr resorbiert werden kann und somit auch kein weiteres Chi mehr erzeugt wird. Das ist auch der Grund, weshalb sich die ätherische Aura nach dem physischen Ableben innerhalb von drei Tagen vollständig auflöst.

Aus unserer neuen Sicht könnte man die Lebenskraft Chi in zwei Kategorien einteilen: „Chi" und „statisches Chi".

Die ätherische Aura wird ausschließlich aus dem „statischen Chi" gebildet, welches von Hellsichtigen als ein weißes, statisches Feld, das den physischen Körper umgibt, wahrgenommen wird. Diese Aura kann indirekt mittels eines speziellen Aufnahmeverfahrens, der sogenannten Kirlian-Fotografie, sichtbar gemacht werden. Hierbei legt man ein geerdetes Objekt auf ein Fotopapier, das auf einer Isolatorplatte liegt. Darunter befindet sich eine Metallplatte. Wird an diese eine hochfrequente Hochspannung angelegt, kommt es zwischen Objekt und Metallplatte zu einer Funkenentladung, die auf dem dazwischenliegenden Fotopapier eine leuchtende Korona abbildet.

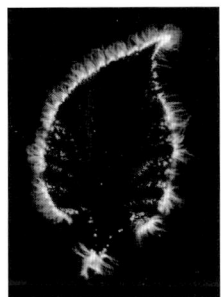 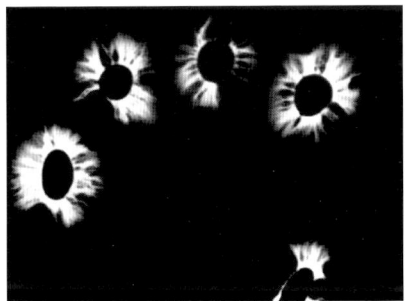

Kirlian-Foto eines Pflanzenblattes *Kirlian-Foto der Fingerspitzen einer linken Hand*

Das „Chi" besteht aus exakt denselben Energien[25] wie das „statische Chi", ist jedoch zusätzlich an Elektrizität gekoppelt, wodurch es beweglich wird. Es fließt zielgerichtet in den sogenannten Meridianen, auf denen sich auch die Akupunkturpunkte befinden. An diesen Punkten lässt sich nicht nur der Fluss dieses Chi beeinflussen, sondern auch durch einen veränderten elektrischen Hautwiderstand objektiv messen. Bei der medizinischen Kirlian-Fotografie ist es möglich, den gesamten Fluss des Chi in einem Meridian durch Ablichtung der Endpunkte an den Finger- bzw. Zehenspitzen sichtbar zu machen[26].

Die astrale Aura

Die astrale Aura[27] durchdringt und überragt den physischen Körper um 10 – 15 cm und besteht aus einer farbigen, nebelartigen Schwingungsmasse[28], die den Charakter eines statischen Feldes besitzt. Aufgebaut wird diese Aura aus „Bausteinen" aus der Umgebung, die über die ätherischen Chakras[29] aufgenommen werden.

In der astralen Aura haben all unsere Gefühle, negative wie positive, ihren Ursprung. Für Aura-Sichtige sind die Emotionen als Farben wahrnehmbar. Zwar lassen sich generell acht Farbgruppen und somit auch Gefühlsrichtungen klassifizieren, dennoch ist die genaue Interpretation der Farben nicht ganz einfach. Beispielsweise können ein kräftiges Rosa und ein helles Malvenrot in der Aura auf den ersten Blick sehr ähnlich aussehen und deshalb verwechselt werden. Das kräftige Rosa steht für Verliebtheit mit leidenschaftlichen Zügen, das Malvenrot jedoch für eine Leidenschaft, die bis hin zur Aggressivität führen kann und mit Verliebtheit nichts gemein hat.

25 Erb-, Nahrungs-, Atmungs- und Intersexuelle Energie.
26 Hierbei wird in Wirklichkeit das Hautpotenzial (d.h. der reziproke Hautwiderstand) fotografiert. Je niedriger der Hautwiderstand ist, desto intensiver ist die Abstrahlung.
27 Die astrale Aura wird häufig auch nur „Aura" genannt.
28 Den Begriff „Schwingungsmasse" habe ich gewählt, weil es sich hier um Schwingungen handelt, die sich nicht ausbreiten und daher eher den Charakter einer Masse besitzen.
29 Chakras sind feinstoffliche Energiezentren, die nur von wenigen Aura-Sichtigen wahrgenommen werden können. Sie sehen von oben aus wie sich drehende Lichträder mit einem Durchmesser von 12 bis 20 cm. Die ätherischen Chakras liegen auf der Oberfläche der ätherischen Aura in der senkrechten Mittelachse des Körpers. Indem sie sich um ihre eigene Achse drehen, den sog. Chakra-Stiel, entsteht ein Sog, welcher die Baustoffe für die astrale Aura aus der Umgebung einsaugt. Über die Chakra-Stiele stehen die Chakras mit dem physischen Körper in Verbindung. Auf diesem Weg gelangen die Baustoffe ins Körperinnere. Auf der Körperrückseite befinden sich die sog. Chakra-Austrittspunkte, die ebenfalls auf der Oberfläche des Ätherkörpers liegen. Über diese werden die nicht benötigten feinstofflichen Baustoffe wieder ausgeschieden.

Die Aura-Farben sind allerdings nichts Statisches und können sich je nach Situation sehr schnell ändern, manchmal sogar blitzartig. Das Rosa in der Aura eines verliebten Menschen kann sehr leicht durch ein kleines Missgeschick, wie beispielsweise einen eingeklemmten Finger, verschwinden. Anstelle des Rosa könnte nun Himbeerfarbe für den erlebten Schock in den Vordergrund treten oder Rubinrot bei Wut über den Schmerz.

Dass sich die Farben in der Aura verändern, ist allgemein bekannt. Weitaus weniger bekannt ist jedoch die Tatsache, dass es bei negativen Gemütszuständen neben den farbigen Veränderungen auch noch zu Verformungen der Aura kommt. Dietmar Krämer erforschte dieses Phänomen und stellte fest, dass bei bestimmten negativen Emotionen Ausbeulungen, Eindellungen oder sogar Löcher stets an den gleichen Körperstellen auftreten[30]. Aufgrund seiner Forschung ist es nicht nur möglich, anhand der Lokalisation der Verformung die entsprechende Bach-Blüte zuzuordnen, sondern auch anhand der Stärke einer Deformierung zu bestimmen, wie massiv dieser negative Gemütszustand ausgeprägt ist. Eine solche Verformung der Aura ist für jeden geschulten Therapeuten einfach zu ertasten und erfordert, im Gegensatz zum Aura-Sehen, keine besondere Sensitivität.

Mit dem physischen Ableben löst sich die astrale Aura nicht auf, wie es bei der ätherischen der Fall ist. Sie wird erst im letzten Drittel des „Lichttunnels" abgestreift.

Die mentale Aura

Die mentale Aura durchdringt und überragt den physischen Körper um 20 – 30 cm. Sie besteht aus winzigen farbigen „Quantenpaketen"[31], welche feine Strukturen und Gebilde erzeugen. Aufgrund seiner gequantelten Struktur lässt sich diese Aura mit einem Kristall vergleichen. Ihre „Bausteine" bezieht sie aus der Umgebung, wie dies auch bei der astralen Aura der Fall ist. Verantwortlich sind hier jedoch die astralen Chakras[32].

Die mentale Aura ist Träger unserer Gedanken, Ideen sowie unser Lebenseinstellung und Weltanschauung. Hier haben alle Denkmuster und abstrakten Gedanken-

---

30 Die sog. Bach-Blüten-Hautzonen. Vgl. Kapitel 3, Die Bach-Blüten-Hautzonen nach Dietmar Krämer.
31 Den Begriff „Quantenpakete" habe ich aufgrund des Reaktionsmusters dieses feinstofflichen Körpers gewählt.
32 Diese befinden sich auf der Oberfläche der astralen Aura.

konzepte, aus denen sich unser bewusstes Denken zusammensetzt, ihren Ursprung. Durch die feinen Mentalkörper-Strukturen, die sich aus den farbigen Quantenpaketen zusammensetzen, wird die Art und Weise festgelegt, wie wir Dinge auffassen, wie wir zu uns selbst stehen und wie wir unser soziales Umfeld wahrnehmen.

Die Farben der mentalen Aura sind generell heller und pastell-farbener als die der Astral-Aura, dafür ist jedoch ihr Farbspektrum nicht so groß, und ihre Farbtöne verändern sich nur sehr langsam und auch nur in geringem Maße. Kurzfristige Stimmungsschwankungen oder momentane Launen wirken sich in keiner Weise auf die Farben oder Strukturen der mentalen Aura aus. Diese werden nur durch Gedankeninhalte und Ideen, mit denen wir uns häufig beschäftigen, nachhaltig verändert. So beeinflussen wir mit unseren Gedanken die feinen Mentalkörper-Strukturen, und diese wiederum bestimmen zum Teil unser Denken. Am meisten beeinflussen die Absichten, die hinter einem Gedanken stehen, die Strukturen und Farben der mentalen Aura, weniger jedoch die „konkreten Gedanken".

Die mentale Aura wird, zusammen mit der astralen, nach dem physischen Ableben im letzten Drittel des „Lichttunnels" abgestreift.

Die Verbindungen der feinstofflichen Körper untereinander – die R-Relais nach Hagen Heimann

In der Naturheilkunde war bislang nur *eine* Verbindung zwischen feinstofflichen Körpern bekannt, nämlich die zwischen Ätherkörper und physischem Körper. Diese Verschaltung erfolgt über die Akupunkturpunkte, die sich auf den Meridianen befinden. Die anderen Verschaltungen zwischen ätherischer, astraler und mentaler Aura waren bisher sowohl in der biologischen Medizin als auch in der Esoterik unbekannt.

Dietmar Krämer war sich allerdings sicher, dass es auch Verbindungen untereinander geben müsste. Er selbst hatte ein feinstoffliches System aus verschiedenen Bahnen entdeckt, die er „Mondlinien" nannte. Dieses Mondlinien-System postulierte er als Relais zwischen der ätherischen und der astralen Aura. Die Mondlinien entpuppten sich jedoch später im Rahmen meiner eigenen Forschungen als etwas völlig anderes.

Die Forschungsarbeit zu den von mir als R-Relais bezeichneten Verschaltungen begann unverhofft im März 2000. Während der Behandlung eines Patienten[33] nahm ich in der mentalen Aura sehr feine 12-strahlige Linienstränge wahr, die aus bestimmten Stellen des Körpers entsprangen und sich wie Schärpen um diesen legten[34]. Von solch einer Struktur hatte ich vorher noch nie etwas gehört oder gelesen. In den folgenden Jahren forschte ich weiter und entdeckte noch zwei weitere feinstoffliche Linienstrukturen[35], die jedoch etwas anders aussahen. Gleichzeitig entdeckte ich eine Art feinstoffliche Energie, die über die R-Relais verschaltet wird, und die ich *Qualitäten* nannte. Diese *Qualitäten* befinden sich in den Liniensträngen der R-Relais, ähnlich dem Chi in den Meridianen. Der Unterschied besteht jedoch darin, dass sie in den R-Relais-Bahnen nicht fließen, wie die Lebensenergie in den Akupunktur-Meridianen, sondern einzelne stehende Lichtsäulen bilden.

Der Fluss des Chi findet in den Meridianen des Ätherkörpers statt und steuert über die Akupunkturpunkte energetisch sämtliche Funktionen des physischen Körpers. Die *Qualitäten* entspringen einer noch feinstofflicheren Ebene als die mentale Ebene und besitzen eine eigene Dynamik. Sie drängen von ihrer Quelle in die Grobstofflichkeit, durchdringen dabei alle dazwischenliegenden Ebenen und müssen dort zwangsläufig verschaltet werden, was über die R-Relais geschieht. In jeder Ebene nehmen sie die Qualität dieser Ebene an, wodurch der ursprüngliche Originalzustand der *Qualitäten* verändert werden kann. Auf der mentalen Ebene ist dies durch negative Mentalkonzepte möglich, auf der emotionalen Ebene durch negative Gemütskonzepte. Positive Gefühle und positive Mentalkonzepte haben keinen Einfluss auf die *Qualitäten*.

Qualitäten bestehen aus Fluktuationen, die durch negative Emotionen bzw. Mentalkonzepte eingeschränkt werden können. Wird die Fluktuation einer der *Qualitäten* durch ein vordergründiges negatives Gefühl so stark eingeschränkt, dass es zu einer akuten Erstarrung dieser Fluktuation kommt, so ist dies als eine spezifische Struktur in der astralen Aura sichtbar[36]. Auf diese Weise können dort 40 unterschiedliche farbige Strukturen entstehen. Diese entsprechen dem Akuten Typenmittel in der Bach-Blütentherapie[37].

---

33 Hagen Heimann, „Alles über Bach-Blütentherapie", G. Reichel Verlag S.184 ff.
34 Dieses Relais zwischen astraler und mentaler Aura nannte ich später R3-Relais.
35 Das R1- und R2-Relais, welche sich beide in der astralen Aura befinden.
36 Vgl. S.26 ff.
37 Vgl. Kap. 3, Die Konturen der Aura, Das Akute Typenmittel.

2

DIE FARBEN DER AURA

Interpretation der Aura-Farben

Ätherische Aura

Die Farbe der ätherischen Aura ist beim gesunden Menschen stets weiß und ändert sich nur, wenn Organe physisch erkranken. In diesem Fall ist direkt über dem betroffenen Organ eine gräuliche Verfärbung zu erkennen. Die Intensität reicht von sehr hellem Grau bis hin zu Dunkelgrau, in Extremfällen sogar zu Schwarz, je nach Stärke der Organschädigung.

Astrale Aura

Die Farbinterpretation der astralen Aura ist wesentlich aufwändiger als die der ätherischen, da hier eine bedeutend höhere Farbenvielfalt möglich ist. Diese ergibt sich aus den 83 verschiedenen Farben, die hier auftreten können, und deren unterschiedlichen Farbintensitäten. Die Farben[38] stehen für Gefühle, die im Augenblick vorherrschen. Diese lassen sich grob in acht Gruppen einteilen:

---

38 Diese 83 möglichen Farben der astralen Aura werden im Anschluss detailliert erklärt.

Rot	Vitalität*
Orange	Selbstgefälligkeit
Gelb	Intellektualität
Grün	Emotionalität
Blau	Religiosität
Violett	Spiritualität
Braun	Depressivität
Schwarz	Destruktivität

* *Vitalität erstreckt sich von Liebe (Rosa) bis zu Aggressivität (Rubinrot).*

Die Intensität einer Farbe zeigt an, wie intensiv die entsprechende Emotion ausgelebt wird. Je kräftiger und satter ein Farbton ist, desto ausgeprägter wird das Gefühl erlebt.

Die Schwierigkeit der Interpretation der astralen Aura besteht darin, den richtigen Farbton zu bestimmen, da diese Farben verschiedene Farbintensitäten aufweisen können. So steht beispielsweise Rosa für Verliebtheit. Handelt es sich um „Liebe auf den ersten Blick", dann ist ein helles Rosa in der Aura wahrzunehmen. Ist die Verliebtheit mehr mit körperbezogenen Gefühlen verbunden, ist die Farbintensität des Rosa kräftiger. Dieser Farbton kann jedoch sehr leicht mit hellem Malvenrot verwechselt werden, das für eine Leidenschaft steht, die bis hin zur Aggressivität führen kann und mit Verliebtheit nichts gemein hat.

Die Anzahl der Farben, die sich gleichzeitig in der Aura zeigen können, liegt in der Regel zwischen vier und sechs, in seltenen Fällen bis zu acht. Diese sind stets streng voneinander getrennt, d.h. es gibt scharfe Farbgrenzen und keine fließenden Übergänge. Letztere würden Mischfarben bedeuten, die dann als andere Emotion gedeutet werden müssten.

Die Farben stehen für die Gefühle, die momentan ausgelebt werden. Aus diesem Grund ändern sich die Aura-Farben nur dann, wenn sich die Gemütsverfassung ändert. Jedoch ändern sich immer nur einzelne Farbfelder, nicht die gesamte Aura. Die restlichen Farben bleiben in ihrer Farbintensität, ihrem Ausmaß und ihrer Position konstant.

Die Größe der einzelnen Farbfelder hängt damit zusammen, inwieweit die entsprechende Emotion einen Menschen überschattet. Nimmt ein Gefühl viel Raum im Gefühlsleben ein, so spiegelt sich dies auch in der Fläche wider, die die entsprechende Farbe in der Aura einnimmt.

Die Lokalisation der Aura-Farbe zeigt an, auf welche Stelle des Körpers das Körperbewusstsein gerichtet war, als die entsprechende Emotion auftrat. Daraus ergibt sich das Körpergefühl, das mit dieser Stelle assoziiert wird. Ist beispielsweise eine Person mit Denkarbeiten beschäftigt, so liegt ihr Körperbewusstsein im Bereich des Kopfes. Beim Joggen ist dieses auf die Beine gerichtet. Eine aktuell auftretende Farbe wäre dementsprechend am Kopf bzw. im Beinbereich wahrzunehmen.

Aufgrund dieser Tatsache zeigt sich bei einer Person, die bei ihrer Denkarbeit so sehr dem Denken verfallen ist, dass sie ihre Gedanken nicht mehr abschalten kann, die Farbe Gelb im Kopfbereich. In diesem Moment erlebt sie dort ein Körpergefühl von Kopflastigkeit. Würde diese Person bei ihrer Arbeit stattdessen wütend reagieren, weil sie beispielsweise von ihrem Chef geärgert wurde, würde sich die Farbe Rubinrot im Bereich des Kopfes zeigen. In diesem Fall empfände sie nun dort das Körpergefühl „Wut".

Für jede Körperstelle gibt es jeweils nur ein Körpergefühl, welches sich erst mit einem Wechsel der Gefühlslage verändert. Die oben erwähnte Person könnte zum Beispiel erst dem Denken verfallen sein und dann wütend reagieren. In diesem Fall würde das Gelb im Kopfbereich von Rubinrot verdrängt werden. Zudem ändert sich auch die Empfindung des Körpergefühls, d.h. die Person, die sich zuvor infolge ihrer Denkarbeit als kopflastig empfand, würde nun Wut in ihrem Kopf spüren. Würde dieselbe Person erst nach ihrer Arbeit, beispielsweise beim Joggen, wütend werden, dann würde sich das Rubinrot im Bereich der Beine zeigen, weil sich durch die sportliche Aktivität ihr Körperbewusstsein vom Kopf auf die Beine verlagert hätte.

Diese Beispiele verdeutlichen, in welcher Weise sich die Farben der astralen Aura ändern. Nur wenn sich ein Gefühl verändert, ändert sich auch die Aura-Farbe, und zwar an der Körperstelle, auf die das Körperbewusstsein gerade gerichtet ist. Dadurch verändert sich das Körpergefühl, welches dort erlebt wird. Aufgrund dieser Tatsache ist es logisch, warum sich die gleiche Aura-Farbe bei einem Menschen an einer Körperstelle und bei einem anderen Menschen an einer vollkommen anderen Stelle befinden kann.

Das dynamische Eingebundensein des Menschen in seine Umwelt zeigt sich somit über die Farben in seiner Aura in Verbindung mit seinem Körperbewusstsein, was zusammen sein Körpergefühl prägt. Dieses wird durch Gestik, Mimik und Körperhaltung nonverbal den Mitmenschen gegenüber zum Ausdruck gebracht. Dies bedeutet wiederum, dass die anderen Farben und Gefühle, die sich nicht in der Aura zeigen, den Mitmenschen gegenüber auch nicht ausgedrückt werden. Diese sind nur über Löcher in der Aura[39] sichtbar. Reagiert beispielsweise eine dem Denken verfallene Person wütend, verschwindet zwar das Gelb aus der Aura, das Loch in der diesem Gefühl zugeordneten Hautzone[40] jedoch nicht.

Durch unsere Beobachtungen konnten wir ein weiteres, bislang unbekanntes Phänomen in der astralen Aura entdecken. Aufgrund dessen lässt sich die Aura in eine „Vordergrund-Aura" und eine „Hintergrund-Aura" einteilen. Die Hintergrund-Aura ist das, was bisher als Aura bezeichnet und oben beschrieben wurde.

Unter dem Begriff Vordergrund-Aura verstehen wir 40 verschiedene temporäre Strukturen, die stets mit einer bestimmten Farbe an genau definierten Stellen über den anderen Aura-Farben auftreten können. Von diesen 40 möglichen Strukturen tritt jeweils nur eine einzige auf der Körpervorderseite auf. Diese steht für **das** vordergründigste Gefühl[41], welches mit der momentanen Lebenssituation zu tun hat. Deshalb besitzt diese Struktur eine kräftigere Farbe als dieselbe Farbe in der Hintergrund-Aura. Trotzdem muss es sich hierbei nicht um die massivste Emotion handeln, die erlebt wird. Es geht hierbei lediglich um das vordergründigste Gefühl.

Erleidet beispielsweise eine Person, die sehr leicht wütend wird, nichts in Ruhe angehen kann und schon bei Kleinigkeiten explodiert, einen leichten Schock,

---

39 Negative archetypische Gemütszustände sind für sog. „Löcher in der Aura" verantwortlich. Vgl. Kap. 2, Die Bach-Blüten-Hautzonen nach Dietmar Krämer.
40 White-Chestnut-Zone.
41 Vgl. Kap. 3 Die Konturen der Aura, Das Akute Typenmittel.

träte dieser in Form von drei unterschiedlich großen himbeerroten Kreisen in der Vordergrund-Aura in Erscheinung. In diesem Fall bliebe zwar die ständige Gereiztheit dieser Person als massivstes Gefühl, der Schock aber wäre nunmehr die vordergründigste Emotion. Dies zeigt sich **vor** der Hintergrund-Aura in Form der genannten himbeerfarbenen Kreise an genau definierten Stellen[42]. Erholt sich diese Person von dem Schock, dann verblasst allmählich diese himbeerfarbige Struktur, bis sie nicht mehr zu sehen ist. An dessen Stelle könnte nun eine andere der 40 möglichen Strukturen der Vordergrund-Aura in Erscheinung treten, die mit der momentanen Lebenssituation zu tun hat.

Diese farbigen Strukturen können sich je nach Situation sehr schnell ändern, wie das zweite Beispiel zeigt. Angenommen, eine verliebte Person, die wütend auf Kleinigkeiten reagiert und sich gelegentlich überfordert fühlt, wäre im Augenblick so sehr dem Denken verfallen, dass sie ihre Gedanken nicht mehr abschalten kann. In diesem Fall zeigten sich als Aura-Farben Rosa (Verliebtheit), Rubinrot (Wut) und Mitternachtsblau (Überforderung) in der Hintergrund-Aura. Gleichzeitig wären drei gleichgroße gelbe Ringe an bestimmten Stellen[43] **vor** allen anderen Aura-Farben als Vordergrund-Aura zu sehen. Käme nun ihr Vorgesetzter mit der Bitte zu ihr, Kaffee zu kochen, und sie würde auf die Störung mit Wut reagieren, verschwänden die drei gleichgroßen gelben Ringe sofort aus ihrer Vordergrund-Aura. Stattdessen wären jetzt zwei gleichgroße, langgezogene, rubinrote „Z" im Bereich der Oberschenkel zu sehen. Kehrt nun diese Person von der Kaffeeküche wieder an ihre Arbeit zurück und findet dort mehrere Stapel neuer Akten vor, die ihr der Chef in ihrer Abwesenheit hingelegt hat, fühlt sie sich bei dem Anblick vollkommen überfordert. Jetzt zeigen sich in ihrer Vordergrund-Aura statt den rubinroten Strukturen zwei löffelartige, mitternachtsblaue Linien an den für diese Emotion typischen Stellen[44].

Das obige Beispiel soll verdeutlichen, wie schnell sich das Aussehen der Vordergrund-Aura komplett umgestalten kann und was für signifikante Unterschiede zwi-

---

42 Der oberste von ihnen umschließt die linke Brust. Der mittlere und größte Kreis liegt auf der rechten Hüfte, der unterste, kleinste auf dem rechten Knie.

43 Der oberste beginnt in Höhe des linken Ohres und erstreckt sich über die linke Gesichtshälfte nach oben. Der mittlere befindet sich rechts neben dem Hals, der untere zur Hälfte im oberen Bereich des linken Oberschenkels, der Rest ragt seitlich über den Körper hinaus.

44 Die obere Linie beginnt rechts neben der linken Brustwarze und endet etwas außerhalb der rechten Hüfte. Die untere befindet sich links daneben im Abstand einer Handbreit.

schen dieser und der Hintergrund-Aura bestehen. Die Farbenvielfalt der Hintergrund-Aura besteht aus 83 möglichen Farben mit verschiedenen Farbintensitäten
und jeweils individueller Lokalisation, die sich nach dem Körperbewusstsein des
Menschen richtet. In ihr sind im Durchschnitt vier bis sechs verschiedene Farben
permanent wahrzunehmen. Die Vordergrund-Aura besteht nur aus einer einzigen
von 40 möglichen Strukturen, die stets mit einer bestimmten Farbe an einer genau definierten Stelle auf der Körpervorderseite temporär auftreten kann. Ändert
sich das vordergründigste Gefühl, verändert sich damit das komplette Aussehen
der Vordergrund-Aura. Bei der Hintergrund-Aura ändern sich bei Gemütsverände-
rungen lediglich einzelne Bereiche, und zwar die, auf die das Körperbewusstsein
des Individuums im Moment gerichtet ist.

    Der wohl signifikanteste Unterschied ist der, dass bei einem völlig ausgegli-
chenen Menschen zwar stets eine Hintergrund-Aura sichtbar ist, jedoch keine Vordergrund-Aura.

Mentale Aura

Die Interpretation der 40 verschiedenen Farben, die in der mentalen Aura auftreten
können, ist sehr viel schwieriger als bei der astralen Aura, da es sich hier um feine,
kaum unterscheidbare Pastellfarben handelt, die auch noch in unterschiedlichen Farbintensitäten vorkommen, von denen jede für ein bestimmtes Mentalkonzept steht. Die
genaue Bedeutung zu entschlüsseln, ist sehr diffizil, da hierzu auch die Anordnung der
einzelnen Quantenpakete zueinander in Bezug auf ihre unterschiedlichen Farbintensitäten mitberücksichtigt werden müssen. Dies wird dadurch erschwert, dass die mentale
Aura keine homogenen, einfarbigen Farbfelder ausweist, wie das bei der astralen Aura
der Fall ist. Dort steht die Aura-Farbe an einer Stelle für eine bestimmte Emotion. Bei
der mentalen Aura befinden sich in einem Farbfeld mehrere verschiedenfarbige Strukturen, die zu unterschiedlichen Mentalkonzepten gehören, wodurch ein dreidimensionales
Mosaik entsteht.

    In der astralen Aura können bei Gemütsveränderungen relativ schnell große Be-
reiche ihre Farbe wechseln. In der mentalen Aura verändern Gedankeninhalte und
Ideen, mit denen wir uns ständig auseinandersetzen, nur sehr langsam die Farbintensitäten einzelner Quantenpakete, nicht jedoch den Farbton. Daraus ergeben sich
farbliche Muster, die sich aus feinen Nuancen von Pastelltönen zusammensetzen.

Diese feinen Mentalkörperstrukturen symbolisieren die Art und Weise, wie wir uns selbst und unser soziales Umfeld wahrnehmen.

Aufgrund der Komplexität, die sich aus der Farbintensität der einzelnen Quantenpakete und deren Anordnung zueinander ergeben, ist es nahezu unmöglich, in diesem Rahmen näher auf die Bedeutung der einzelnen Farben der mentalen Aura einzugehen.

DIE BEDEUTUNG DER AURA-FARBEN

Rot

Pastellrosa   Reinste Liebe, unschuldig, voller Hingabe an Gott, an die
                    Menschheit oder an einen geliebten Menschen, der verehrt
                    wird.

Rosa   Verliebtheit. Helles Rosa weist auf „Liebe auf den ersten Blick"
                    hin. Dunklere Farbtöne zeigen mehr körperbezogene Gefühle
                    an. Hierbei handelt es sind um Liebe im Sinne von Begehren,
                    aber noch keine Leidenschaft, kein sexuelles Verlangen.

Malvenrot   Leidenschaft, die bis hin zu Aggressivität geht.

Graurot   Personen, die aus permanentem unterschwelligen Zorn unfähig
                    sind, das Leben zu genießen.

Graurubin   Versteckte Aggression, welche die Betroffenen nicht ausleben
                    können. Obwohl sie innerlich unter Druck stehen und vor Wut
                    manchmal platzen könnten, lassen sie diese nicht heraus.

Persischrot   Neigung, anderen weh zu tun. Personen, die Lust daran emp-
                    finden, anderen seelische Schmerzen zuzufügen, indem sie sie
                    durch Worte verletzen.

Blaurot	Menschen, die sehr leicht wütend werden, ihre Aggressionen aber nicht direkt zeigen. Diese lassen sie nicht heraus, sondern stauen sie an, bis es für sie unerträglich wird. Dann versuchen sie, ihre Wut unterschwellig abzulassen, indem sie provozieren, stänkern oder verletzen. Dass sie tatsächlich explodieren, ist äußerst selten.
Rubinrot	Menschen, die sehr schnell zu Wut neigen. Sie geraten völlig außer Kontrolle, wenn etwas nicht so läuft, wie sie es sich wünschen. Wenn sie glauben, dass andere irgendwie vom Schicksal oder von anderen Menschen bevorzugt werden, reagieren sie neidisch und eifersüchtig.
Granatrot	Personen, die alles, was sie tun, schnell machen wollen. Sie verstehen nicht, dass andere ihr eigenes Tempo haben und ihre eigene Zeit für ihre Arbeiten oder für ihre Freizeit benötigen. Sie hetzen sich selbst und andere und erzeugen dadurch eine unangenehme Atmosphäre.
Portweinrot	Menschen, die nicht begreifen wollen, dass Dinge enden. Sie geben auf, weil sie nicht akzeptieren, dass im Leben auch manches zu Ende geht und nicht mehr hoffen, dass sich ungeachtet dessen auch etwas zum Positiven wenden könnte. Sie sind nicht mehr in der Lage, ihr Leben zu meistern und lassen sich treiben, ohne Aussicht, jemals wieder glücklich werden zu können.
Bordeauxrot	Menschen, die Situationen ausgesetzt sind, die sie als schrecklich empfinden. Sie geraten in Panik und können nicht verstehen, dass diese Ereignisse enden. Die Vorstellung, endlos damit konfrontiert zu werden, verursacht einen enormen Leidensdruck.

Himbeerrot	Menschen, die etwas erlebt haben, das sie nicht verkraften. Sie können keine größeren Emotionen mehr ertragen, bleiben seelisch verletzt zurück und sind unfähig, über Geschehnisse hinwegzukommen. Dies bezieht sich sowohl auf Alltagssituationen, die sehr massiv sind, als auch auf schlimme Dinge des Lebens, die schwer verkraftet werden.
Kirschrot	Menschen, die nicht verstehen können, dass sich Dinge ändern, die am Alten festhalten und daran verzweifeln, dass vieles nicht mehr so ist, wie sie es gerne hätten. Dies kann sich auf schlimme Ereignisse im Leben beziehen, wie beispielsweise den Tod von geliebten Menschen, Katastrophen, Unglücke, aber auch auf alltägliche Situationen, die sich nicht mehr ändern lassen.
Kardinalrot	Personen, die ihre Aufmerksamkeit nicht auf das richten, was sie zu tun haben. Sie vernachlässigen ihre Pflichten, hängen Gedanken nach, fantasieren über Dinge, die sie gerne noch tun würden, aber ihre Pflichten, die an vorderster Stelle stehen sollten, lassen sie liegen, um ihren Arbeitsträumen nachzuhängen.
Rot	Menschen, die innerlich erheblich unter Druck stehen. In ihnen ist eine Kraft, die sie fast zerreißt und von einem Extrem ins andere treibt, eine aggressive Kraft, die sie unfähig macht, Entscheidungen zu treffen. Diese Kraft setzt sie in allem unter Druck, so dass sie keine innerliche Ruhe finden können; mal sind sie überdreht, mal müde. In ihren Beziehungen sind sie sprunghaft, sagen Verabredungen zu und hinterher wieder ab. Es ist diese Kraft, die wie ein Feuer in ihnen brennt und ihren Seelenfrieden raubt.
Hellrot	Personen, die sehr leicht wütend werden. Sie gehen schon bei Kleinigkeiten auf die Palme, explodieren leicht und können nichts in Ruhe angehen.

Orange

Orangegelb Menschen, die nicht gerne allein sind. Obwohl sie die Gesellschaft anderer brauchen, neigen sie nicht dazu, sich anzuklammern.

Korallenfarben Menschen, die sich nur wohlfühlen, wenn sie unter Freunden sind. Sie können nicht allein sein. Es geht ihnen jedoch nicht um Zuwendung, sondern lediglich um Geselligkeit.

Orange Menschen, die das Bedürfnis verspüren, ständig andere um Rat zu fragen. Sie getrauen sich nicht zu, eigene Entscheidungen zu treffen und wirken dadurch unselbstständig, teilweise sogar kindisch.

Orangeocker Menschen, die sehr begeisterungsfähig sind. Sie neigen leicht zum Überschwang, kennen aber ihre Grenzen nicht und dringen damit in die Grenzen anderer ein. Dies geschieht nicht aus Böswilligkeit, um andere zu beeinflussen, sondern aus Unkenntnis jeglicher Grenzen. Es passiert einfach aus dem Überschwang heraus.

Rotorange Selbstgefälligkeit. Die Neigung, sich in den Mittelpunkt zu drängen. Die Betroffenen können sich in Gesellschaft nicht zurücknehmen und sind daher auffällig.

Orangerot Personen, die sich anderen überlegen fühlen, die selbstgefällig von oben herab mit anderen kommunizieren und diese damit vor den Kopf stoßen. Sie fühlen sich als etwas Besseres und haben kein Verständnis für die Unzulänglichkeiten anderer.

Gelb

Pastellgelb   Brillante Denker. Die Fähigkeit, komplexe Zusammenhänge zu erfassen.

Gelb   Mental überbetont, kopflastig. Die Betroffenen sind sehr stark dem Denken verfallen und können nicht abschalten.

Bananengelb   Personen mit unklarem Denken, die sich extrem anstrengen müssen, um irgendwelche intellektuellen Aufgaben zu lösen, diese aber nicht zu Ende bringen, weil sie sich darin total verkrampfen.

Eisenoxidgelb   Verwaschenes Denken. Menschen, die sich bei ihren Äußerungen nicht im Klaren darüber sind, was sie sagen. Sie sind geistig unpräzise und haben verworrene Gedanken, welche sie zu Ende spinnen, selbst wenn diese überhaupt keinen Sinn machen.

Safrangelb   Menschen, die nicht so ganz hier sind, nicht in dieser Welt leben. Sie hängen zwischen den Welten und befinden sich mit ihren Fantasien weit jenseits jeglicher Realität. Deshalb fällt es ihnen im realen Leben schwer, sich auf ihre Arbeit zu konzentrieren.

Goldrot   Menschen, die in seltsamen Gedanken schwelgen. Sie hegen irrationale, zusammenhanglose Gedankengänge und entwickeln Fantasien, wie die Welt sein konnte. Weltverbesserer, die Verschwörungstheorien konstruieren und auch wirklich daran glauben.

Olivgelb   Menschen, die sich nicht vorstellen können, jemals in ihrem Leben Erfolg zu haben und stets davon ausgehen, dass irgendje-
mand sie in ihren Bemühungen stört. Aus diesem Grund misstrauen sie anderen, gehen ihnen aus dem Weg und bemühen
sich nicht um soziale Kontakte. Dies geschieht aber nicht aus
generellem Misstrauen, sondern aus der Befürchtung heraus,
behindert zu werden.

Grün

Pastellgrün   Emotionale Ausgeglichenheit. Diese Menschen lieben das Leben und das Leben liebt sie. In Freude und in Trauer verlieren
sie nie ihre eigene Mitte.

Hellgrün   Menschen, die emotional überschäumen und zu Euphorie bis
hin zur Manie neigen. Sie könnten die ganze Welt umarmen,
jedoch nicht aus Überschwang, sondern aus Gefühlsduselei.

Grün   Menschen, die nur ihren Seelenfrieden finden, wenn sie in Harmonie mit anderen sind und das Gefühl haben, von diesen geliebt zu werden. Sie tun alles, damit andere ihnen das Gefühl
geben, dass sie gemocht werden. Deshalb sind sie im Hinblick
auf ihre eigenen Bedürfnisse sehr kompromissbereit. Ihr Seelenfrieden ist stets davon abhängig, wie andere emotional zu
ihnen stehen.

Schmutziges   Scheinbare Ausgeglichenheit. Diese Personen wirken aus-
Graugrün   geglichen, sind es aber in Wirklichkeit nicht. Ihre Ausgeglichenheit ist abhängig von der äußeren Situation. Ist diese in
Ordnung, so sind sie ausgeglichen; funktioniert etwas nicht, so
fühlen sie sich auch nicht wohl. Deshalb sind sie ständig auf der
Suche nach Möglichkeiten, damit alles klappt, und sind sehr
bemüht, ihr Leben so zu ordnen, dass alles gelingt.

Graugrün	Menschen, die sich ihrer Emotionen überhaupt nicht bewusst sind. Sie besitzen kein Gespür für ihre Gefühle und nehmen nicht wahr, ob sie wütend, traurig oder glücklich sind. Diese Personen reagieren, ohne zu spüren, wie sie sich dabei fühlen. Sie funktionieren nur noch.
Tiefgrün	Menschen, die Probleme im Kontakt mit ihrer Umgebung haben. Sie haben Angst, etwas Negatives von anderen Menschen oder von der Natur zu übernehmen, was ihnen Schaden zufügen könnte. Aus diesem Grund müssen sie sich ständig reinigen. Sie haben Schwierigkeiten, offen und unvoreingenommen ins Leben zu gehen.
Gelbgrün	Menschen, die ein Unverständnis für ihre eigenen Gefühle zeigen. Jede Frage über ihre Befindlichkeiten beantworten sie mit den Worten: „Weiß ich nicht!", obgleich sie ein Bewusstsein darüber besitzen. Sie wirken deshalb häufig kindlich und dümmlich.
Grüngelb	Neigung zu Unehrlichkeit und zum Lügen. Menschen, die lügen, aber nicht merken, dass sie die Unwahrheit sagen. Notlügen, bei denen den Betroffenen nicht bewusst ist, dass sie etwas Unehrliches tun.
Apfelgrün	Verschlagenheit, die Neigung, andere übers Ohr zu hauen. Diese Leute können nicht ehrlich sein.
Moosgrün	Menschen, die alles negativ sehen und sich nicht vorstellen können, dass in Zukunft alles gut werden wird. Sie sind ständig darauf bedacht, alles so zu ordnen, dass sie nicht irgendwann einmal einen Schaden erleiden könnten und verschwenden ihre Zeit damit, sich unnötig Sorgen zu machen.

Dunkles Khaki   Menschen, deren Gedanken und Gefühle vom Wohlergehen ihrer Familie ziemlich eingenommen sind. Sie sind unentwegt besorgt, da sie stets Schlimmes befürchten.

Dunkles Olivgrün   Ängstliche Menschen, die sich verstecken. Sie haben Angst vor den alltäglichen Dingen des Lebens, die sie quälen und sie nicht das Leben leben lassen, das sie gerne leben möchten. Sie sind überempfindlich gegen alles, was von außen kommt und ziehen sich daher in ihr „Schneckenhaus" zurück.

Olivgelb   Menschen, die sich im Unklaren darüber sind, wie sie ihr Leben gestalten wollen. Hierbei geht es um die Art ihrer Beziehungen zu den Familienmitgliedern und zu Arbeitskollegen.

Olivgrün   Menschen, die sich emotional nur über andere definieren. Geht es dem anderen gut, dann geht es auch ihnen gut. Aus diesem Grund neigen sie dazu, andere zu bemuttern. Dies bezieht sich jedoch hauptsächlich auf Menschen, nicht auf Haustiere, da bei diesen immer noch eine innere Distanz besteht. Sollte es aber der Fall sein, dass diese Personen zu wenig Zuwendung von ihren Mitmenschen bekommen, geben sie lieber einem Haustier die volle Zuwendung. Hiermit versuchen sie, Eifersucht zu erzeugen in der Hoffnung, dass sich nun der andere mehr um sie kümmert.

Olivfarbenes Graugrün   Sehnsucht nach einer längst vergangenen Zeit, nach Dingen, die scheinbar von Bedeutung waren und heute nicht mehr existieren.

Grüngrau   Menschen, über deren Emotionen eine Art Schleier liegt. Sie nehmen ihre Gefühle nicht richtig wahr, da diese in ihrer Intensität vermindert sind.

Opalgrün	Neigung, sich überall einzumischen und stets präsent zu sein. Diese Menschen benötigen ein gefühlsmäßiges Feedback, dass sie wertvoll und wichtig sind. Deshalb versuchen sie, sich überall einzubringen. Indem sie etwas für andere tun, finden sie sich gleichzeitig im anderen wieder. Dabei erwarten sie überhaupt keinen Dank oder sonstige Gegenleistungen. Ihnen genügt es, sich im anderen emotional widerzuspiegeln.
Dunkles Seegrün	Menschen, denen Hoffnung fremd ist, die sich nicht vorstellen können, dass sich in ihrer Situation noch etwas ändert. Sie unternehmen zwar Versuche, aber insgeheim hoffen sie, dass diese scheitern.
Dunkelgrün	Menschen, die kein Ziel vor Augen haben. Sie gehen durch das Leben ohne jede Richtung, frustriert, unausgeglichen und suchen ihre Befriedigung in Dingen, die keine Befriedigung bringen können.
Blaugrün	Menschen, die ihre Emotionen nur in der Färbung: „Macht es Sinn?", „Ist es von Bedeutung?", „Lohnt es sich?" sehen. Sie wägen stets ab, ob es gut oder schlecht sei, ein bestimmtes Gefühl zu haben und fragen sich, ob dieses sie auf ihrem Weg weiterbringe oder nicht. Es handelt sich dabei weniger um eine Kopflastigkeit als um eine Zweckmäßigkeit. Dahinter steckt die Angst, Fehler zu machen oder irgendetwas in ihrem Leben zu tun, was sie später bereuen würden.
Giftgrün	Menschen, bei deren Gefühlen stets eine gewisse Aggressivität mitschwingt. Sie wirken nicht aggressiv, aber sie werden von heftigen Gefühlen affektiert, die sie aus dem Gleichgewicht bringen. Alles erleben sie intensiver als andere, aber nicht im Sinn von lustvoll, sondern im Sinn von zu viel, so dass sie es nicht verkraften können.

Giftblaugrün   Menschen, deren Gefühle einen aggressiven Unterton besitzen, nicht im Sinne von Wut, sondern im Sinne von heftig. Wenn diese Menschen Emotionen erleben, dann sind diese so massiv, dass sie regelrecht davon erschüttert werden. Sie reagieren daher unvorhergesehen und seltsam, wenn sie in ihren Gefühlen angesprochen werden, sei es durch eine missbilligende Äußerung oder auch durch ein Kompliment.

Blau

Pastellblau   Tief religiöse Menschen mit edler Geisteshaltung und hohen Idealen. Sie besitzen eine natürliche innere religiöse Anbindung an Gott.

Enzianblau   Religiosität, welche jedoch nicht frei erlebt wird, da sie durch das Befolgen der Regeln einer bestehenden Religion oder Lehre in eine Form gepresst ist. Wenn Personen, die diese Farbe besitzen, nicht Mitglied einer Religionsgemeinschaft oder Kirche sind, folgen sie doch den Lehren der Bibel oder irgendeines anderen religiösen Buches. Zwar führen sie kein dogmatisches Leben, aber es besteht dennoch ein Ausrichten nach einer bestimmten Lehre, die kein freies innerliches, inspiriertes Erleben zulässt.

Kornblumen-   Menschen, die zu idealistischen Gefühlen neigen und sich
blau   in der Tiefe darin verlieren. Aus Idealismus verzichten sie auf vieles oder unterlassen es, bestimmte Dinge zu tun. Sie verlieren sich in ihrem Idealismus und nehmen dadurch andere Aspekte des Lebens nicht wahr.

Graublau	Menschen, die unflexibel sind, die keine Veränderungen im Leben mögen. Sie haben sich einmal entschieden und bleiben bei dieser Entscheidung. Diese kann sich auf alltägliche Dinge beziehen, aber auch auf größere Angelegenheiten im Leben – wie Religion, Moral, Ehre, Einstellung zur Arbeit oder zur Gesellschaft.
Preußischblau	Menschen, die sich in ihre Arbeit vertiefen und nicht merken, dass sie sich dadurch erschöpfen und deshalb nicht mehr fähig sind, ihrem Weg zu folgen.
Dunkles Cyan	Menschen, die nicht über Gefühle reden und diese auch nicht nach außen zeigen. Sie sind sehr verschwiegen, was ihre eigenen Probleme betrifft, da es niemanden etwas angeht, was in ihrem Herzen vorgeht. Umgekehrt interessieren sie sich auch nicht für das, was im Herzen anderer vorgeht.
Saphirblau	Verwaschenheit der Gefühle. Menschen, die ihren Weg nicht finden. Sie wissen nicht, was sie wollen, noch wohin ihre Reise geht und können sich auch nicht entscheiden, in eine bestimmte Richtung zu gehen. Sie besitzen auch keinerlei Strukturen, anhand derer sie sich gezielt auf die Suche machen können.
Dunkles Schieferblau	Menschen, die geradlinig sind und eine Zielstrebigkeit besitzen, durch die sie sich selbst zerstören. Sie gehen ihren Weg ohne Rücksicht auf ihre physische Verfassung und verfehlen oft ihr Ziel, weil ihr Körper sie daran hindert.
Mitternachtsblau	Menschen, die sich überlastet fühlen. Sie haben Schwierigkeiten, mit einer größeren äußeren Anforderung zurechtzukommen.
Tieftürkis	Müde Menschen, die morgens nicht aufstehen wollen, weil sie meinen, dass sie sich erholen würden, wenn sie endlich einmal ausschliefen. Sie ziehen sich vom Leben zurück und verbringen die meiste Zeit im Bett.

Türkisblau	Menschen, die immer auf Abenteuer aus sind. Sie experimentieren sehr viel, sei es in ihrer Freizeit mit gefährlichen Hobbys oder auch mit Partnertausch. Letzteres fasziniert sie allerdings nur dann, wenn sie einen festen Partner haben, da es ihnen nur um das Abenteuer geht, diesen zu betrügen. Wenn sie alleinstehend sind, ist dieser Reiz weg. Der Nervenkitzel ist alles, was sie suchen.
Grautürkis	Verwaschenheit der Gefühle. Menschen, die sich ihrer Gefühle nicht bewusst sind und deshalb Kontakt zu anderen suchen. Erst wenn sie bei einem anderen ein eigenes Gefühl wiedererkennen, wissen sie, wie sie sich fühlen. Sind sie beispielsweise mit einem wütenden Mitmenschen zusammen, dann erkennen sie an dieser Wut, dass sie selbst wütend sind.

Violett

Pastellviolett	Spiritualität in ihrer reinsten Form. Hingabe an den eigenen Weg, der bedingungslos verfolgt wird. Eine edle Geisteshaltung, altruistisch, selbstlos, ohne Frage nach dem Lohn, weder in dieser noch in einer anderen Welt.
Hellviolett	Personen, die spirituelle Ambitionen haben, aber nicht im religiösen Sinne, sondern der spirituellen Kräfte wegen. Es geht ihnen dabei nicht um Macht, sondern um spirituelle Fähigkeiten, wie z.B. feinstoffliche Wahrnehmungen oder okkulte Kräfte. Sie sind auf der Suche, haben ein hohes spirituelles Interesse, aber in gewisser Weise sind sie selbstsüchtig, da es ihnen nur darum geht, sich Fähigkeiten anzueignen, die sie von anderen unterscheiden.

Violett	Personen, die sich für okkulte Themen begeistern. Sie stellen Nachforschungen an, führen Experimente durch und stecken ihre Nase in Dinge, von denen sie besser ihre Finger lassen sollten. Gleichzeitig fürchten sie sich aber auch vor diesen. Auf der einen Seite suchen sie den Kontakt zur jenseitigen Welt, auf der anderen Seite haben sie aber Angst davor.
Grauviolett	Menschen mit versteckten Aggressionen. Den Betroffenen sind diese nicht bewusst, da sie latent sind. Sie werden daher nicht offen aggressiv, aber es ist eine unterschwellige Aggression da, die andere spüren.
Graumagenta	Spiritualität und Macht. Diese Personen versuchen, sich Fähigkeiten anzueignen, um andere damit zu beeinflussen. Es geht ihnen dabei nicht um die Erlangung dieser Kräfte an sich, sondern um deren Anwendung zum Zweck der Manipulation, ohne jedoch dem anderen damit schaden zu wollen.
Purpurrot	Frivolität, die Neigung, sich exhibitionistisch zu präsentieren. Frauen, die beispielsweise Kleider mit einem sehr tiefen Ausschnitt oder extrem knappe Hotpants tragen, bzw. Männer, die kokettieren. Hinter diesem Verhalten steckt keineswegs Leidenschaft oder gar sexuelle Lust. Es besteht auch nicht die Intention, jemanden 'anzumachen' und 'abzuschleppen'. Die einzige Absicht dieser Menschen ist ein frivoles Provozieren.
Rotlila	Verbindung von Spiritualität und Macht. Menschen, die sich spirituelle Fähigkeiten aneignen und diese auch missbrauchen, um anderen damit zu schaden.

Braun

Helles   Melancholie, Traurigkeit, Herbststimmung. Die Betroffenen kön-
Ockergelb   nen sich bei trübem Wetter und entsprechender Stimmung nicht
                      freuen.

Karamellbraun Unruhige, depressive Menschen mit der Neigung, sich hängen
                      zu lassen. Sie können das Leben nicht genießen.

Terrakotta   Unfähigkeit, das Leben zu genießen. Diese Leute tun sich schwer,
                      sich beispielsweise an einem guten Essen oder einem schönen
                      Film zu erfreuen. Sie können nicht wie andere Genuss aus diesen
                      Dingen ziehen. Das Leben plätschert an ihnen vorbei.

Graubraun   Menschen, die unfähig sind, Vergnügen aus Vergnügungen zu
                      ziehen. Sie erlangen aus ihren Freizeitaktivitäten keinerlei Be-
                      friedigung. Selbst wenn sie zu Konzerten, ins Kino, ins Theater
                      gehen oder sich mit Freunden unterhalten, erscheint ihnen alles
                      fad und schal.

Rosiges Braun   Menschen, die sich klein fühlen. Sie trauen sich vieles nicht
                      zu, obwohl sie es eigentlich könnten. Von anderen müssen sie
                      Mut zugesprochen bekommen, um die einfachsten Dinge des
                      Lebens zu tun. Sie sind unselbstständig, benötigen die Hilfe
                      anderer in Situationen, die sie sich nicht zutrauen und wirken
                      teilweise einfältig in ihrem Zweifel an sich selbst. Obwohl sie
                      vieles leisten könnten, versagen sie darin, weil sie es erst gar
                      nicht versuchen.

Henna   Personen, die unflexibel sind und sich nicht auf neue Situationen einstellen können. Von ihrer Gedankenstruktur her ziehen sie stets alte Dinge in Betracht. Dadurch sind sie nicht in der Lage, sich für das zu öffnen, was auf sie zukommt. Dies bezieht sich auch auf ihre Mitmenschen, für die sie wenig empfinden können. Aus diesem Grund neigen sie teilweise zu Traurigkeit.

Siena   Tiefe Traurigkeit. Diese Menschen ziehen sich in die Einsamkeit zurück und finden keine Freude mehr am Leben.

Lehmfarbe   Menschen, die sich jede Freude missgönnen und damit in Depressionen landen. Sie stellen sich bei allem, was sie tun, selbst das Bein. Dies geschieht nicht aus Pessimismus oder gar Selbstzerstörung, sondern aus dem Hang heraus, sich selbst jede Freude zu vermiesen.

Rotbraun   Menschen ohne jegliches Gefühl für die Bedürfnisse anderer. Sie meinen, andere anleiten zu müssen, selbst dann, wenn es der andere nicht wünscht. Notfalls üben sie Gewalt aus, setzen andere unter Druck, herrschen über diese und vollbringen im Extremfall schreckliche Dinge, weil sie der Meinung sind, dies zum Wohle aller tun zu müssen.

Umbra   Menschen, die so erschöpft sind, dass sie dem Leben keine Freude mehr abgewinnen können. Es bleibt keine Energie mehr, um sich des Lebens zu erfreuen.

Dunkelbraun   Innere Distanziertheit. Personen, die sich aus einem Überlegenheitsgefühl heraus innerlich von anderen zurückziehen und unter ihrer Einsamkeit leiden.

Schwarz

Anthrazit   Menschen, die sich schuldig fühlen in Fällen, in denen sie keine oder nur wenig Schuld trifft. In allem, was sie tun, meinen sie, die Verantwortung auf sich selbst nehmen zu müssen. Sie sind stets der Ansicht, sie hätten Fehler verursacht und müssten dafür bestraft werden.

Schwarz   Menschen, die nicht verzeihen können. Sie tragen anderen Fehler oder vermeintliche Fehler ein Leben lang nach und brechen aus Verbitterung den Kontakt zu geliebten Menschen ab. Bei ihnen schwelt Hass und Wut unter der Oberfläche, wodurch sie sich selbst zerstören.

3

DIE KONTUREN DER AURA

Die Bach-Blüten-Hautzonen nach Dietmar Krämer

Es ist allgemein bekannt, dass sich bei einer Änderung der Gemütslage auch die Aura-Farben ändern. Dass sich bei negativen Emotionen zudem auch die Konturen der astralen Aura verändern[45], ist hingegen noch relativ unbekannt. Dietmar Krämer erforschte dieses Phänomen intensiv und stellte fest, dass es bei bestimmten negativen Emotionen stets an den gleichen Körperstellen zu Veränderungen der Aura-Kontur kommt. Diese Deformierungen sind als Ausbeulungen oder Eindellungen bis hin zu Löchern zu sehen und auch für den geschulten Therapeuten zu ertasten.

Krämer beobachtete in seiner Praxis, dass therapieresistente körperliche Beschwerden stets mit „Löchern in der Aura" einhergingen. Aufgrund dieser Tatsache fragte er sich, ob gesundheitliche Probleme geheilt werden könnten, wenn es gelänge, diese Löcher zu schließen.

Bei seinem ersten gezielten Versuch[46] wendete er an den jeweiligen Körperstellen Bach-Blüten äußerlich an. Innerhalb weniger Sekunden schlossen sich daraufhin die dort diagnostizierten Löcher in der Aura, und gleichzeitig verschwanden auch die körperlichen Beschwerden. Krämer war höchst überrascht über diesen schnellen Heilerfolg. Daraufhin begann er systematisch die gesamte Körperoberfläche zu erforschen und fand genau 243 Hautareale, die er Bach-Blüten-Hautzonen nannte.

Nachfolgend ein Auszug der Topographie der Bach-Blüten-Hautzonen am Kopf.

---

45 Die ätherische und mentale Aura verformen sich jedoch niemals.
46 Vgl. Dietmar Krämer/Helmut Wild, Neue Therapien mit Bach-Blüten 2, Diagnose und Behandlung über die Bach-Blüten Hautzonen, Ansata Verlag, München.

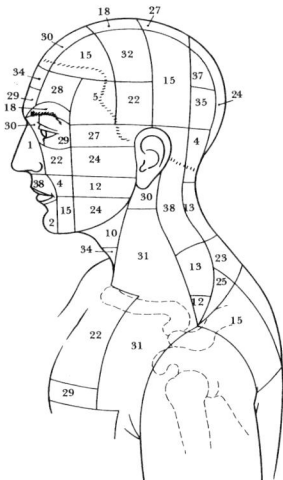

Da die Bach-Blüten-Hautzonen ausnahmslos die gesamte Körperoberfläche ab-decken[47], bestätigte Krämer indirekt zum ersten Mal die Äußerung von Dr. Bach, dass das Bach-Blütensystem komplett sei und keine weiteren Blütenessenzen er-forderlich wären. Dies bedeutet außerdem, dass Dr. Edward Bach die 38 negativen archetypischen[48] Gemütskonzepte richtig klassifizierte und auch für jeden dieser Gemütszustände die passende Essenz fand.

Die Bach-Blüten-Hautzonen können auch als „seelische Reflexzonen"[49] bezeich-net werden. So führen Schuldgefühle stets an genau definierten Lokalisationen zu Verformungen in der astralen Aura. An der Intensität einer Deformation ist abzu-lesen, wie stark dieses negative Gemütskonzept vorhanden ist. Sollte es sehr stark ausgeprägt sein, kann es sogar zu Löchern in den entsprechenden Hautzonen kom-men. Diese massive Deformierung lässt sich mit der Bach-Blüte Pine behandeln. Darum heißen alle Hautzonen, die sich bei Schuldgefühlen deformieren, „Pine-Zo-nen"[50]. Im Umkehrschluss bedeutet dies, dass ein Patient auch an Schuldgefühlen

---

47 Zwar befinden sich an den Ohrmuscheln auch noch unzählige, ca. stecknadelkopfgroße, dicht aneinander liegende Hautzonen, die jedoch keinerlei therapeutische Relevanz besitzen und deswegen auch nicht in den topographischen Atlas der Bach-Blüten-Hautzonen mit aufgenommen wurden.

48 Der Begriff „Archetyp" kommt aus dem Griechischem und heißt „Urbild" oder auch „Urform". Unter dem Begriff „archetypische negative Gemütskonzepte" – Singular **Archetype** – verstehen wir die *negativen* Emotionen, die bei jedem Menschen zu finden sind, unabhängig von Geschlecht, Alter, Kultur, Rasse, Religion, Bildung, gesellschaftlichem Stand und Zeitepoche. Hierzu gehören beispielsweise Eifersucht, Schuldgefühle, mangelndes Selbstvertrauen usw.

49 Ähnlich den Fußreflexzonen

50 Auf diese Weise wurden alle Hautzonen nach der ihr entsprechenden Bach-Blüte benannt.

leidet, wenn er eine Deformierung in einer Pine-Zone aufweist. Somit kann man nun über die Bach-Blüten-Hautzonen die Diagnose, die zunächst über ein Gespräch mit dem Patienten erfolgt, objektivieren.

Nachdem Dietmar Krämer alle Bach-Blüten-Hautzonen entdeckt und diese in sein Therapiekonzept[51] integrierte hatte, stand für ihn definitiv fest, dass körperliche Beschwerden stets mit Löchern in der Aura einhergehen. Diese konnte er mittels Bach-Blüten behandeln.

Doch nun fragte er sich, ob es nicht noch andere Substanzen, außer den Blütenessenzen, gäbe, die ebenfalls die Löcher in der Aura schließen könnten. Er experimentierte daraufhin mit ätherischen Ölen und Edelsteinen auf den Hautzonen und kam zu dem Ergebnis, dass bei jeder Hautzone jeweils eine Bach-Blüte, ein Edelstein und ein ätherisches Öl in der Lage ist, das entsprechende Loch zu schließen. So kann beispielsweise ein Loch in der Pine-Zone durch die Bach-Blüte Pine, den Edelstein Lapislazuli oder das ätherische Öl Peru-Balsam therapiert werden[52]. Somit gehören diese drei Arzneien zu der Archetype Pine und verkörpern diese auf verschiedenen therapeutischen Ebenen. Bach-Blüten und ätherische Öle wirken auf die astrale Aura und Edelsteine auf die mentale. Indem Krämer die Arzneimittelzuordnungen entdeckte, klassifizierte er damit gleichzeitig auch die verschiedenen therapeutischen Ebenen[53].

Mit der Entdeckung der Hautzonen fand Krämer seelische Reflexzonen, bei denen sich stets an den gleichen Körperstellen die Aura bei archetypischen negativen Gemütszuständen verformt. Dieses Phänomen der Verformung ist bei allen Menschen, unabhängig von Geschlecht, Alter, Kultur, Rasse, Religion, Bildung, gesellschaftlichem Stand und Zeitepoche gleich. Aufgrund dieser Tatsache handelt es sich letztlich um „archetypische Hautzonen". Jede Substanz, die ein Loch in der astralen Aura schließt, verkörpert demnach die Archetype, die durch die betroffene Hautzone vorgegeben ist. Demnach gibt es archetypische Steine und archetypische ätherische Öle. Da die Bach-Blüten ebenfalls eine archetypische Wirkung besitzen,

---

51   „Neue Therapien mit Bach-Blüten nach Dietmar Krämer".
52   Dietmar Krämer, "Neue Therapien mit ätherischen Ölen und Edelsteinen", Isotrop Verlag, Bad Camberg.
53   In den "Neuen Therapien mit Bach-Blüten" werden die körperliche, ätherische, astrale und mentale Therapieebene unterschieden, da diese jeweils andere Physiologien und Besonderheiten besitzen, die bei der Behandlung berücksichtigt werden müssen.

sprechen wir mittlerweile bei den von Bach klassifizierten Gemütszuständen von „Bachschen Archetypen".

   Bei den Bach-Blüten-Hautzonen handelt es sich um ein sehr starres System, welches sich auf den ersten Blick überhaupt nicht mit den zuvor beschriebenen Farbveränderungen der astralen Aura vereinbaren lässt. Die Farben der Aura stehen für Emotionen, die sich bei einer Änderung der Gefühlslage neu strukturieren. Hierbei ändert sich auch gleichzeitig das Körpergefühl an der Körperstelle, auf die das Körperbewusstsein gerade gerichtet ist[54]. Dabei entstehen keine geraden Grenzlinien, wie dies bei den Bach-Blüten-Hautzonen der Fall ist.

   Die momentanen Aura-Farben zeigen die aktuelle Gemütsverfassung des Individuums. Die Hautzonen hingegen spiegeln sowohl die kurzfristigen als auch die längerfristigen Manifestationen negativer Emotionen wieder.

   Ist z.B. eine Person bei ihrer Denkarbeit so sehr dem Denken verfallen, dass sie ihre Gedanken nicht mehr abschalten kann, so zeigt sich dies als Farbe Gelb in der astralen Aura. Gleichzeitig entstehen Verformungen an den Hautzonen, die der Bach-Blüte White Chestnut zugeordnet sind. Mit Änderung der Gemütslage könnte zwar diese Aura-Farbe verschwinden, weil jetzt eine andere Emotion (z.B. Wut) vordergründig ist. Sie wird aber durch eine andere, jetzt aktuellere Aura-Farbe (in diesem Beispiel Rubinrot) verdrängt. Dennoch bleiben die Deformierungen in den White Chestnut-Zonen noch so lange bestehen, bis sich der White Chestnut Zustand vollständig aufgelöst hat.

   Aufgrund der Beobachtung von Dietmar Krämer, dass körperliche Beschwerden stets mit Löchern in der Aura einhergehen und des oben Gesagten folgt, dass die Bach-Blüten-Hautzonen letztlich eine Art „Speicher" für archetypische negative Gemütszustände darstellen.

---

54 Vgl. S.25 ff.

Das Typenmittel

Bei der Erforschung der Bach-Blüten-Hautzonen fiel Dietmar Krämer noch ein weiteres Phänomen auf, wodurch er das „Typenmittel" und später das „Akute Typenmittel" entdeckte.

Das Typenmittel ist eine archetypische Arznei, die zu jeder Zeit jedes Loch in der astralen Aura schließt, unabhängig von der Topografie der Hautzonen. Dieses Typenmittel ist individuell verschieden und ändert sich nie. Im diagnostischen Gespräch ist es nicht offensichtlich und kann daher nur durch ein spezielles Testverfahren über die Bach-Blüten-Hautzonen ermittelt werden.

Obwohl es alle Löcher in der Aura schließt, besitzt es dennoch keine therapeutische Relevanz. So verschwinden zwar durch seine lokale Anwendung die körperlichen Beschwerden an den betroffenen Stellen, die negativen Emotionen, die diesen Beschwerden zugrunde liegen, bleiben jedoch nach wie vor bestehen.

Das akute Typenmittel ist eine archetypische Arznei, die – ebenfalls unabhängig von der Topografie der Hautzonen – *temporär* jedes Loch in der astralen Aura schließt. Es verkörpert die jeweils vordergründigste negative archetypische Emotion und ändert sich – im Gegensatz zum Typenmittel – ständig. In der Aura kann es in Form von strukturellen Einfärbungen in der Vordergrund-Aura[55] wahrgenommen werden, die stets an genau definierten Stellen auftreten und durch eine akute Stauchung der *Qualitäten* entstehen.

Bei einer Person, die sich akut überfordert fühlt, wären beispielsweise zwei löffelartige mitternachtsblaue Linien in der Vordergrund-Aura zu sehen. Die Bach-Blüte Elm könnte in diesem Fall alle Löcher in der Aura schließen; dies allerdings nur so lange, wie dieses negative Gemütskonzept vorherrscht. Tritt dieses in den Hintergrund, so wirkt die Bach-Blüte Elm nur noch auf den ihr entsprechenden Hautzonen.

---

55 Vgl. S.26 ff.

4

SONDERPHÄNOMENE

Belastung durch Erdstrahlen

Erdstrahlen sind elektromagnetische Reizstreifen, die über unterirdischen Wasseradern entstehen. Aus naturheilkundlicher Sicht wird stets vor dem Schlafen auf derartig belasteten geopathischen Zonen gewarnt, da dies langfristig schwere gesundheitliche Schäden bis hin zu Krebs nach sich ziehen kann.

Schläft jemand längere Zeit über so einer Wasserader, bildet sich im Ätherkörper eine Struktur aus drei parallelen Linien. Deren Verlauf richtet sich nach der Position des Körpers, in der er im Schlaf über der Wasserader liegt. Der Abstand der drei Streifen zueinander entspricht der Intensität der geopathischen Belastung, die sich für den Körper dadurch ergibt: Je weiter die Steifen auseinander liegen, desto stärker ist die geopathische Belastung. Die Streifen sehen aus wie minimale Einkerbungen und sind selbst für sehr fähige Hellsichtige nur schwer wahrzunehmen.

Regenbogen

Der Regenbogen ist ein physiologisches Sonderphänomen, welches zwischen Mann und Frau auftritt, wenn diese miteinander schlafen. Im Moment der Penetration entspringt bei beiden aus dem zweiten Chakra ein Halbbogen, der die Farbanordnung eines Regenbogens besitzt. Von dort aus erstreckt sich dieser halbe Regenbogen bis zum fünften Chakra und tritt dann aus der Aura heraus, um sich mit dem Halbbogen des Geschlechtspartners zu vereinigen. Auf diese Weise bleiben die beiden Partner noch für mehrere Stunden nach dem Beischlaf miteinander verbunden. Diese Verbindung bleibt für einige Meter Entfernung deutlich sichtbar, dann wird sie immer dünner und ist irgendwann nicht mehr wahrzunehmen. Bei einer größeren räumlichen Distanz ist daher nur noch ein Halbbogen zu sehen, der im „Nichts" endet. Er zeigt jedoch mit seinem freien Ende direkt in Richtung des Partners. Nach etwa zwölf Stunden beginnt dieser Regenbogen allmählich zu verblassen und löst sich innerhalb weiterer zwölf Stunden komplett auf.

Sonderphänomene, die auf Drogenkonsum beruhen

Der Konsum eines alkoholischen Getränkes zeigt sich in der astralen Aura als mehrere senkrechte, farblose Schlieren. Diese Erscheinung bildet sich schon nach kleinen Mengen Alkohol und hält so lange an, wie die stoffliche Wirkung im Blut nachzuweisen ist. Die Intensität der Schlieren korreliert direkt mit der Menge des konsumierten Alkohols.

Beim Rauchen von Tabakwaren verfärbt sich die astrale Aura im Bereich der Lungen schlagartig schwarz. Gleichzeitig tritt ein Abstumpfen der Gefühle ein, jedoch nicht im Sinne der Emotionen, sondern im Sinne des Körpergefühls. Dieses Schwarz weist auf die Emotion der absichtlichen Zerstörung des physischen Körpers hin, der mit einer Reihe giftiger Substanzen willentlich belastet wird. Nach dem Rauchen verschwindet dieses Schwarz innerhalb weniger Minuten wieder vollständig aus der astralen Aura.

Das Konsumieren von Haschisch hat den Effekt, dass die gesamte astrale Aura in einen grauen Nebel eingehüllt wird. Nach dem Rauschzustand zieht sich dieser Nebel bis auf ein paar kleine graue Wölkchen wieder zurück. Diese grauen Stellen lagern sich jedoch über mehrere Jahre in der astralen Aura an, ähnlich dem THC[56], das sich im Fettgewebe des physischen Körper anhäuft.

Bei der Einnahme der Droge „LSD" entwickeln sich in der astralen Aura Gebilde, die wie ein Wollknäuel aus verschiedenen neonfarbenen Fäden aussehen. Diese befinden sich in der Magengegend. Die absolut untypischen Farben, die dann dort wahrzunehmen sind, versinnbildlichen die Gefühlsverwirrtheit, die durch dieses Rauschgift erlebt wird.

---

56 THC ist der Hauptwirkstoff des Haschischs.

Schwarze Augen

Dieses Sonderphänomen gehört mit zu den traurigsten Erscheinungen, die in der astralen Aura auftreten können. Es entsteht bei einem Menschen, der spirituelle Kräfte dazu missbraucht, um anderen bewusst zu schaden. In diesem Fall bildet sich in der Aura über jedem Auge ein schwarzer Schatten. Der auf diese Weise Gebrandmarkte lebt fortan ohne jede spirituelle Hilfe, weder von einem geistigen Führer[57] noch von einem spirituellen Meister. Wird dieser Frevel beendet, verblassen die „schwarzen Augen" erst nach einem Zeitraum von ungefähr zehn Jahren.

---

57 Normalerweise hat jeder Mensch einen geistigen Führer. In diesem Sonderfall wird ihm jedoch diese Hilfe versagt.

5

DIE AURA-BILDER

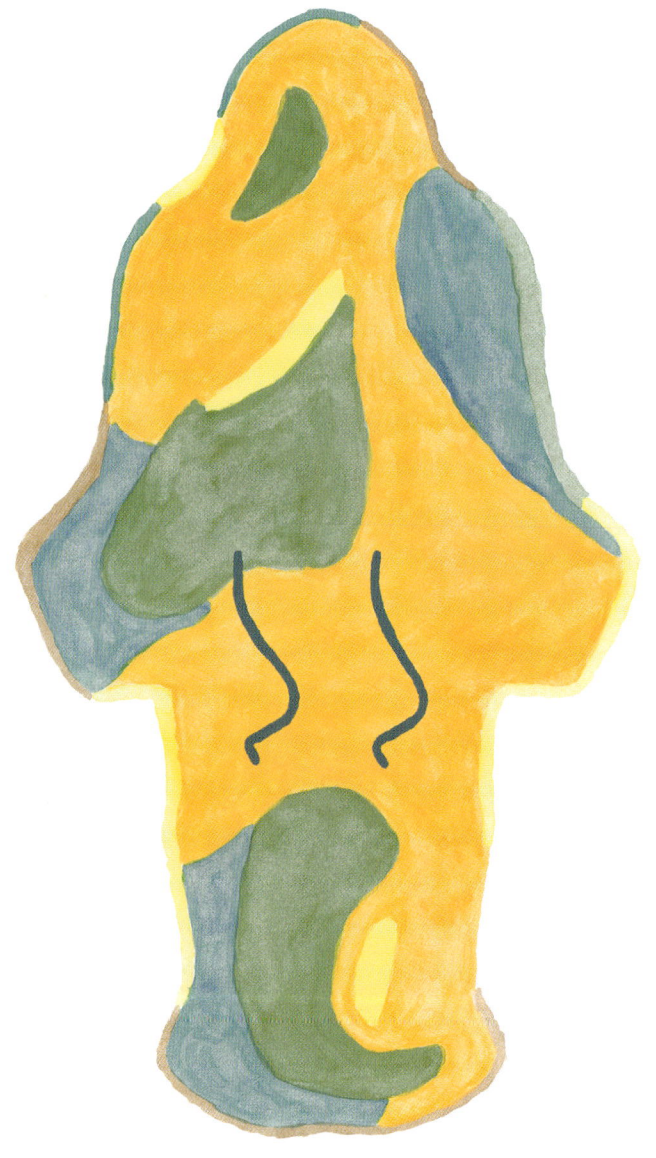

Agrimony

BACH-BLÜTE:

Oberflächlichkeit. Die Betroffenen wirken sehr heiter, fröhlich und humorvoll. Sie geben sich bei offensichtlichen Schwierigkeiten sorglos, gut gelaunt und unbeschwert, obwohl sie von Sorgen und Nöten geplagt werden. Dies wollen sie jedoch keinem anderen Menschen zeigen und tun deshalb so, als ob bei ihnen alles in bester Ordnung sei.

Agrimony als „Akutes Typenmittel" zeigt sich in der Vordergrund-Aura durch zwei parallel verlaufende Linien aus dunklem Cyan, die im unteren Drittel eine Linksausbeulung besitzen. Die Struktur der beiden Linien beginnt mittig auf den Oberschenkeln und endet über den Knien.

INDIVIDUELLE HINTERGRUND-AURA:

Am Safrangelb ist deutlich zu erkennen, dass dieser Mensch nicht so ganz hier ist und nicht in dieser Welt lebt. Er hängt zwischen den Welten und befindet sich mit seiner Fantasie weit jenseits jeglicher Realität. Deshalb fällt es ihm im realen Leben schwer, sich auf seine Arbeit zu konzentrieren, obgleich er ein brillanter Denker ist. Wie an dem Pastellgelb zu sehen ist, fällt es ihm leicht, komplexe Zusammenhänge zu erfassen.

Das schmutzige Graugrün verrät die scheinbare Ausgeglichenheit dieses Menschen. Er wirkt ausgeglichen, ist es aber in Wirklichkeit nicht. Seine Ausgeglichenheit ist abhängig von der äußeren Situation. Ist diese in Ordnung, so ist er ausgeglichen. Funktioniert etwas nicht, so fühlt er sich auch nicht wohl. Deshalb ist er ständig auf der Suche nach Möglichkeiten, damit alles klappt, und ist sehr bemüht, sein Leben so zu ordnen, dass alles gelingt.

Das Grüngrau weist zudem darauf hin, dass er seine Gefühle nicht richtig wahrnimmt, da über diesen eine Art Schleier liegt, welcher ihre Intensität vermindert. Wie das Saphirblau zeigt, findet er seinen Weg nicht. Er weiß nicht, was er will, noch wohin er will, und kann sich auch nicht entscheiden, in eine bestimmte Richtung zu gehen. Auch besitzt er keinerlei Strukturen, anhand derer er sich gezielt auf die Suche machen könnte.

Das Umbra in seiner Aura weist auf seine große Erschöpfung hin. Es bleibt ihm keine Energie mehr, um sich des Lebens zu erfreuen.

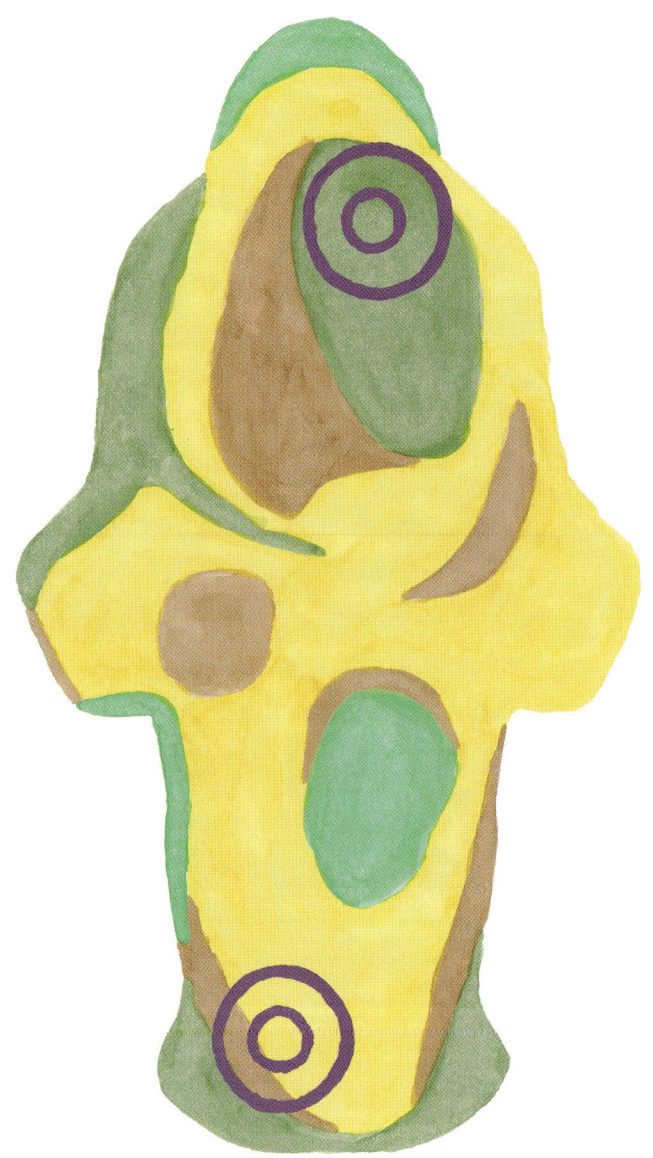

Aspen

BACH-BLÜTE:

Vage, nicht benennbare Ängste infolge von übergroßer Sensitivität. Die Betroffenen fürchten sich vor okkulten Dingen oder Themen wie Religion und Tod, sind aber gleichzeitig davon fasziniert. Sie haben böse Vorahnungen, dass etwas Schreckliches passieren könnte.

Aspen als „Akutes Typenmittel" zeigt sich in der Vordergrund-Aura als zwei violette Doppelkreise. Der innere Kreis ist ca. handtellergroß und hat den halben Durchmesser des äußeren. Die Lokalisation der oberen Struktur liegt mit ihrem Innenkreis auf Höhe des linken Schlüsselbeins. Der zweite Doppelkreis befindet sich mit seinem Mittelpunkt auf dem rechten Fußrücken.

INDIVIDUELLE HINTERGRUND-AURA:

Dieser Mensch ist sich bei seinen Äußerungen nicht im Klaren darüber, was er sagt, wie das Eisenoxidgelb verrät. Er ist geistig unpräzise und hat verworrene Gedanken, die er selbst dann zu Ende spinnt, wenn sie überhaupt keinen Sinn machen.

Zudem ist er sich seiner Emotionen überhaupt nicht bewusst, wie das Graugrün zeigt. Über seine Gefühle besitzt er kein Feedback und nimmt somit nicht wahr, ob er wütend, traurig oder glücklich ist. Er reagiert, ohne zu spüren, wie er sich dabei fühlt, und funktioniert nur noch.

Gleichzeitig schwingt bei seinen Gefühlen stets eine gewisse Aggressivität mit, zu erkennen an dem Giftgrün. Er wirkt nicht aggressiv, wird aber von heftigen Gefühlen affektiert, die ihn aus dem Gleichgewicht bringen. Alles erlebt er intensiver als andere, aber nicht im Sinn von lustvoll, sondern im Sinn von zu viel, so dass er es nicht verkraften kann.

Ferner zeigt die Lehmfarbe an, dass sich dieser Mensch jede Freude versagt und damit in Depressionen landet. Er stellt sich bei allem, was er tut, selbst ein Bein. Dies geschieht nicht aus Pessimismus oder gar Selbstzerstörung, sondern aus dem Hang heraus, sich selbst jede Freude zu vermiesen.

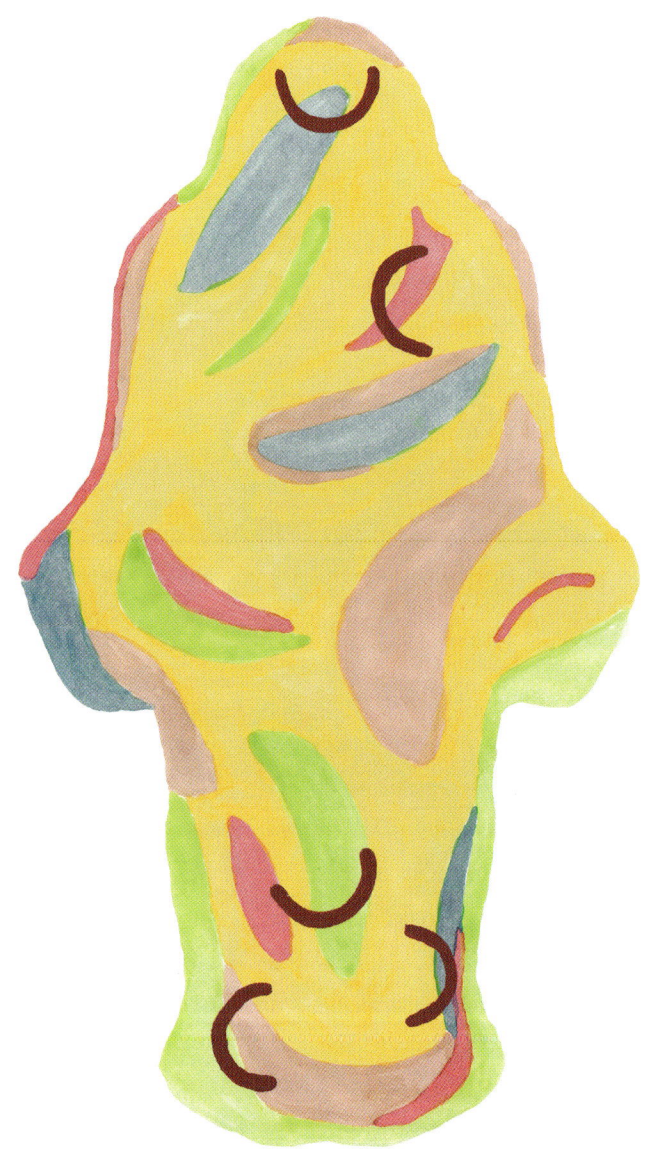

Beech

BACH-BLÜTE:

Kritiksucht. Die Betroffenen sehen leicht Fehler anderer und neigen dazu, diese zu kritisieren. Ihre Kritik kann sowohl verbal mit zynischem, bissigem Humor erfolgen, mit der Absicht, den anderen zu verletzen, als auch nonverbal, indem sie andere in Gedanken herabsetzen.

Beech als „Akutes Typenmittel" zeigt sich in der Vordergrund-Aura als fünf persischrote Halbkreise. Zwei von diesen eineinhalb handtellergroßen Strukturen befinden sich am Oberkörper, während die drei anderen unterhalb der Knie liegen.

INDIVIDUELLE HINTERGRUND-AURA:

Anhand des sehr starken Vorkommens von Eisenoxidgelb in der Aura dieses Menschen ist zu erkennen, dass dieser sich nicht wirklich im Klaren darüber ist, was er sagt. Er ist geistig unpräzise und spinnt seine verworrenen Gedanken selbst dann zu Ende, wenn sie überhaupt keinen Sinn mehr machen.

Außerdem erlebt er eine tiefe Traurigkeit, erkennbar am Siena, zieht sich in die Einsamkeit zurück und findet keine Freude mehr am Leben. Trotzdem besitzt er eine Leidenschaft, die bis hin zu Aggressivität geht, wie das Malvenrot in seiner Aura verrät. Zudem neigt er zu Unehrlichkeit und zum Lügen, wie an dem Grüngelb zu sehen ist. Er lügt, merkt aber nicht, dass er die Unwahrheit sagt. Es ist ihm nicht bewusst, dass er mit seinen Notlügen etwas Unehrliches tut.

Wie das Graublau zeigt, möchte er keinerlei Veränderungen in seinem Leben. Von einmal getroffenen Entscheidungen weicht er nicht mehr ab, da er unflexibel ist. Dies bezieht sich sowohl auf alltägliche Dinge als auch auf größere Angelegenheiten im Leben, wie Religion, Moral, Ehre, Einstellung zur Arbeit oder zur Gesellschaft.

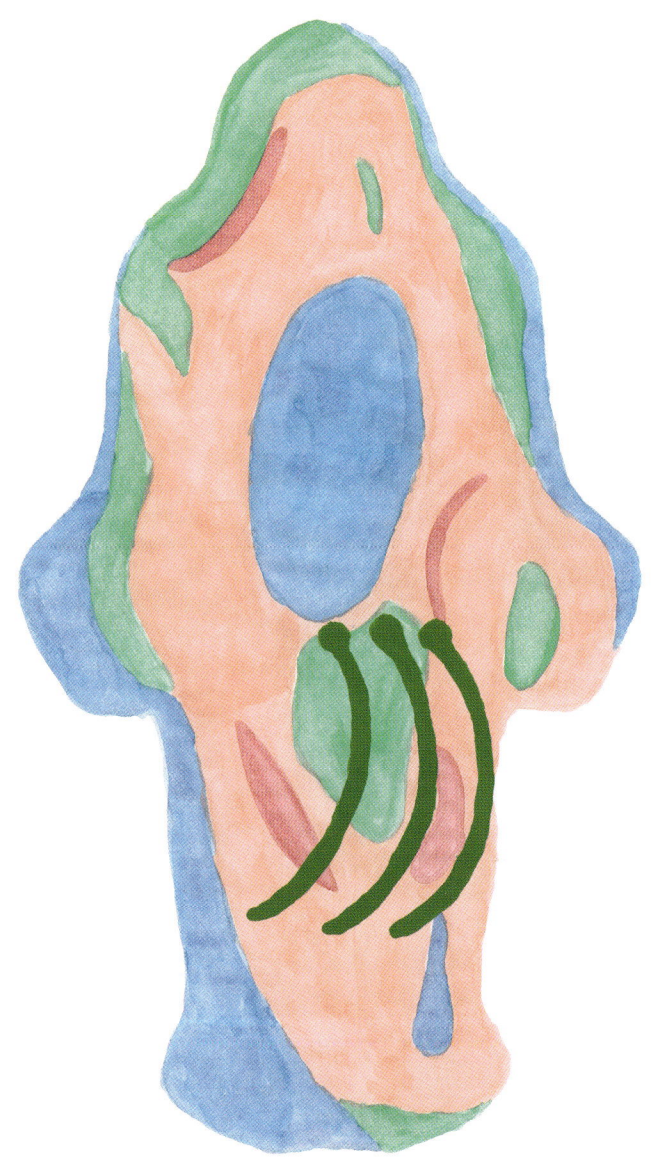

Centaury

BACH-BLÜTE:

Verlangen nach Anerkennung. Die Betroffenen brauchen das Gefühl, von ihren Mitmenschen geliebt und anerkannt zu werden. Sie stellen ihre eigenen Wünsche und Bedürfnisse widerspruchslos hinter die anderer, aus Angst, abgelehnt zu werden.

Centaury als „Akutes Typenmittel" zeigt sich in der Vordergrund-Aura als drei gleichförmige grüne Linien. Diese beginnen auf Höhe des linken Oberschenkels mit einem etwas dicken Köpfchen und laufen bogenförmig nach unten, um auf Wadenbeinhöhe zu enden.

INDIVIDUELLE HINTERGRUND-AURA:

Die Verliebtheit dieses Menschen ist augrund des Rosa sofort ersichtlich. Hierbei handelt es sich um „Liebe auf den ersten Blick" im Sinne von Begehren, aber noch nicht um ein sexuelles Verlangen. Die wenigen Stellen Malvenrot weisen jedoch darauf hin, dass er trotzdem zu einer Leidenschaft neigt, die bis hin zu Aggressivität geht.

Außerdem lebt er, wie am Enzianblau erkennbar, eine Religiosität, welche jedoch nicht frei erlebt wird, da sie durch das Befolgen der Regeln einer bestehenden Religion in eine Form gepresst ist. Zwar führt er kein dogmatisches Leben, aber es besteht dennoch ein Ausrichten nach dieser Lehre, die kein freies innerliches, inspiriertes Erleben zulässt.

Ferner schwingt bei allen seinen Gefühlen stets eine gewisse Aggressivität mit, wie das Giftgrün zeigt. Er wirkt zwar nicht aggressiv, wird aber von heftigen Gefühlen bestimmt, die ihn aus dem Gleichgewicht bringen. Alles erlebt er intensiver als andere, aber nicht im Sinn von lustvoll, sondern im Sinn von zu viel, so dass er es nicht verkraften kann.

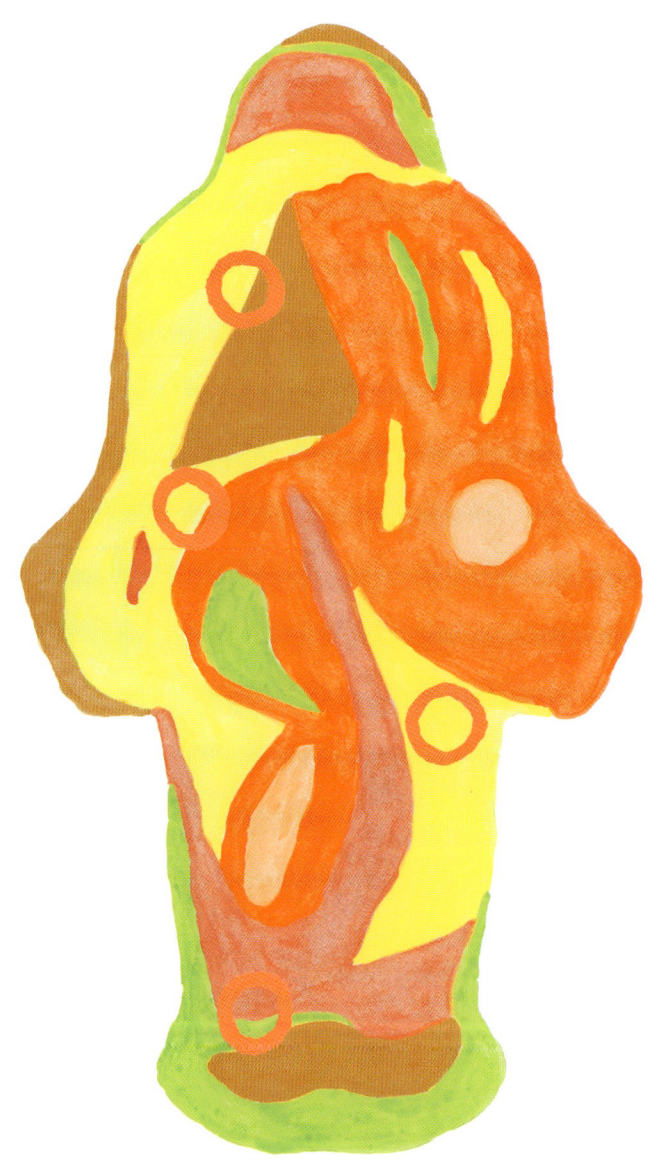

Cerato

BACH-BLÜTE:

Mangelndes Vertrauen in die eigene Urteils- und Entscheidungsfähigkeit. Die Betroffenen fragen andere um Rat, selbst dann, wenn sie sich eigentlich sicher sind. Dadurch wirken sie nach außen hin unselbstständig, naiv und einfältig.

Cerato als „Akutes Typenmittel" zeigt sich in der Vordergrund-Aura als vier handgroße orangefarbene Ringe. Der oberste befindet sich auf der rechten Schulter, der darunterliegende in Höhe der rechten Hüfte. Von den beiden unteren ist der eine oberhalb des linken Knies in der Aura zu sehen, der andere über dem rechten Fuß.

INDIVIDUELLE HINTERGRUND-AURA:

Dieser Mensch ist selbstgefällig und neigt dazu, sich in den Mittelpunkt zu drängen, was sich durch das Rotorange in seiner Aura zeigt. Er kann sich nirgends zurücknehmen und ist in Gesellschaft daher auffällig.

Das Karamellbraun weist darauf hin, dass er ein unruhiger, depressiver Mensch ist, der dazu neigt, sich hängen zu lassen, unfähig, das Leben zu genießen. Zudem ist er mental überbetont und kopflastig, was an dem Gelb zu erkennen ist. So ist er dem Denken verfallen und kann nicht abschalten.

Seine versteckte Aggression, die durch das Graurubin verraten wird, lebt er nicht aus. Obwohl er innerlich unter Druck steht und vor Wut manchmal platzen könnte, lässt er diese nicht heraus. Ferner neigt er dazu, andere übers Ohr zu hauen, erkennbar am dunklen Apfelgrün. Er kann einfach nicht ehrlich sein.

Das helle Ockergelb offenbart seine Melancholie und Traurigkeit. Bei trübem Wetter und entsprechender Stimmung kann er sich nicht freuen.

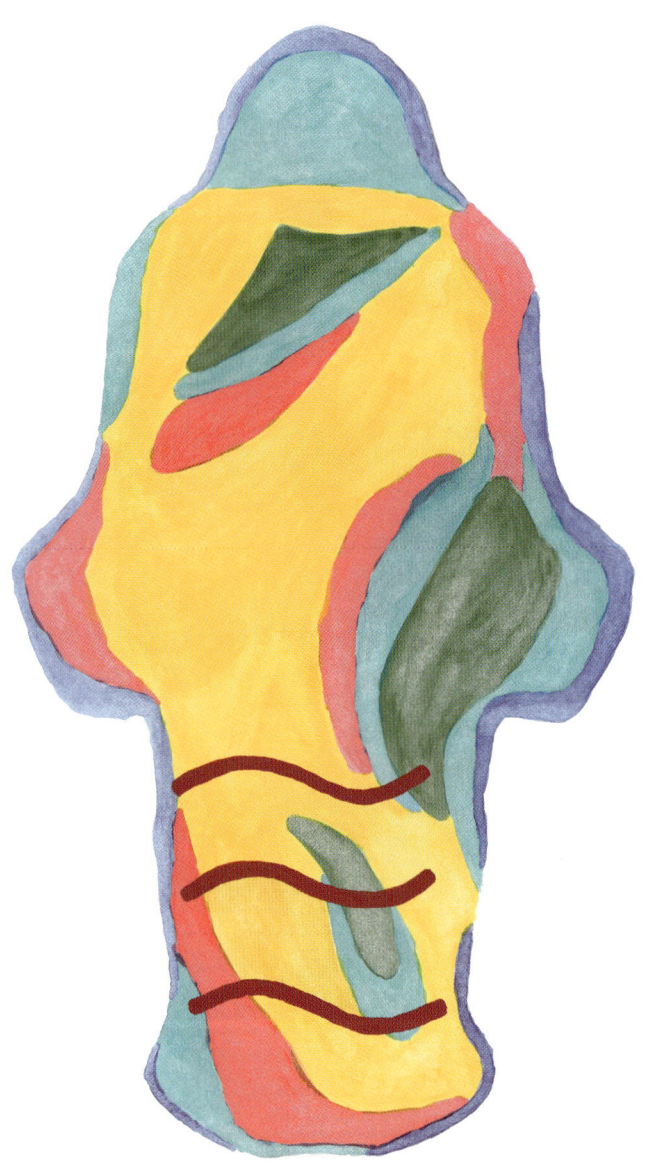

Cherry Plum

BACH-BLÜTE:

Angst, die Kontrolle über sich selbst zu verlieren. Die Betroffenen fühlen sich emotional wie auf einem Pulverfass, welches jeden Moment explodieren könnte. Aus diesem Grund kontrollieren sie sich zwanghaft.

Cherry Plum als „Akutes Typenmittel" zeigt sich in der Vordergrund-Aura als drei parallel verlaufende graurubine Wellenlinien. Die erste der etwa eineinhalb Finger breiten Linien befindet sich auf Kniehöhe. Die beiden anderen liegen mit einem gegenseitigen Abstand von zweieinhalb Handbreiten darunter.

INDIVIDUELLE HINTERGRUND-AURA:

Dieser Mensch ist, wie das Bananengelb zeigt, unklar in seinem Denken. Er muss sich extrem anstrengen, um irgendwelche intellektuellen Aufgaben zu lösen. Diese bringt er aber nicht zu Ende, weil er sich darin total verkrampft.

Stets ist er auf Abenteuer aus, wie das Türkisblau in seiner Aura verrät. Er experimentiert sehr viel, sei es in seiner Freizeit mit gefährlichen Hobbys oder auch mit Partnertausch. Letzteres fasziniert ihn allerdings nur dann, solange er einen festen Partner hat, denn es geht ihm dabei nur um das Abenteuer, diesen zu betrügen. In Zeiten, in denen er solo lebt, ist dieser Reiz weg, da der Nervenkitzel alles ist, was er sucht. Zudem besitzt er eine Leidenschaft, die bis hin zu Aggressivität gehen kann, erkennbar am Malvenrot.

Seiner Emotionen ist sich dieser Mensch jedoch überhaupt nicht bewusst, wie das Graugrün anzeigt. Für seine Gefühle besitzt er kein Gespür und nimmt somit nicht wahr, ob er wütend, traurig oder glücklich ist. Er reagiert, ohne zu spüren, wie er sich dabei fühlt, und funktioniert nur noch. Dennoch neigt er zu idealistischen Gefühlen, in deren Tiefe er sich verliert, wie das Kornblumenblau offenbart. Aus Idealismus verzichtet er auf vieles und nimmt dadurch andere Aspekte des Lebens nicht wahr.

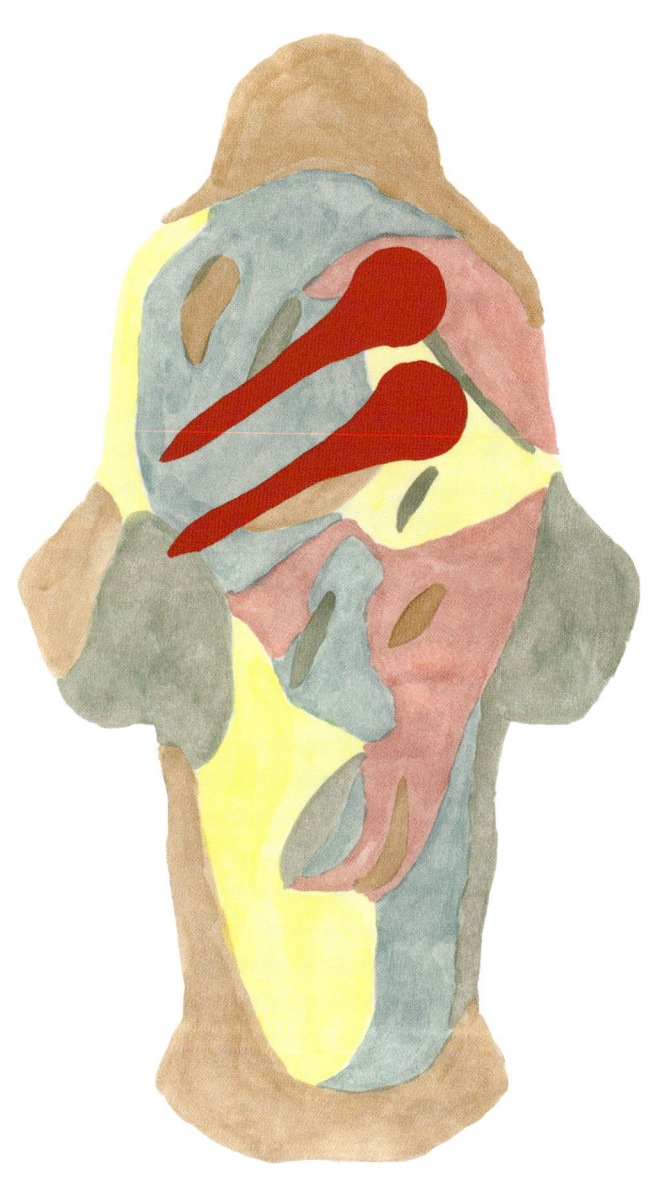

Chestnut Bud

BACH-BLÜTE:

Unaufmerksamkeit. Den Betroffenen unterlaufen Flüchtigkeitsfehler, weil sie in ihren Gedanken bereits zwei Schritte weiter sind und ihre Aufmerksamkeit nicht auf das Hier und Jetzt richten.

Chestnut Bud als „Akutes Typenmittel" zeigt sich in der Vordergrund-Aura als zwei gleichförmige, handgroße kardinalrote Punkte mit einem ca. zweieinhalb Finger breiten Strahl, der mit seinem konischen Ende quer über den Oberkörper verläuft. Der obere Punkt befindet sich genau auf der linken Schulter, der andere liegt eineinhalb Finger breit leicht nach rechts unten versetzt.

INDIVIDUELLE HINTERGRUND-AURA:

Dieser Mensch redet nicht über seine Gefühle und zeigt diese auch nicht nach außen, wie das dunkle Cyan in seiner Aura verrät. Er ist sehr verschwiegen bezüglich seiner eigenen Probleme, da es niemanden etwas angeht, was in seinem Herzen vorgeht. Umgekehrt interessiert er sich auch nicht für das, was im Herzen anderer vorgeht.

Ferner besitzt er eine Leidenschaft, die bis hin zu Aggressivität geht, wie an dem Malvenrot zu sehen ist. Trotzdem macht er sich jede Freude kaputt und landet damit in Depressionen, erkennbar an der Lehmfarbe. Bei allem, was er tut, stellt er sich selbst ein Bein. Dies geschieht nicht aus Pessimismus oder gar Selbstzerstörung, sondern aus dem Hang heraus, sich selbst jede Freude zu versagen. Dennoch ist er ein brillanter Denker, der die Fähigkeit besitzt, komplexe Zusammenhänge zu erfassen, wie das Pastellgelb zeigt.

An dem Grüngrau ist zu erkennen, dass über seinen Emotionen eine Art Schleier liegt. Er nimmt seine Gefühle nicht richtig wahr, da diese in ihrer Intensität vermindert sind.

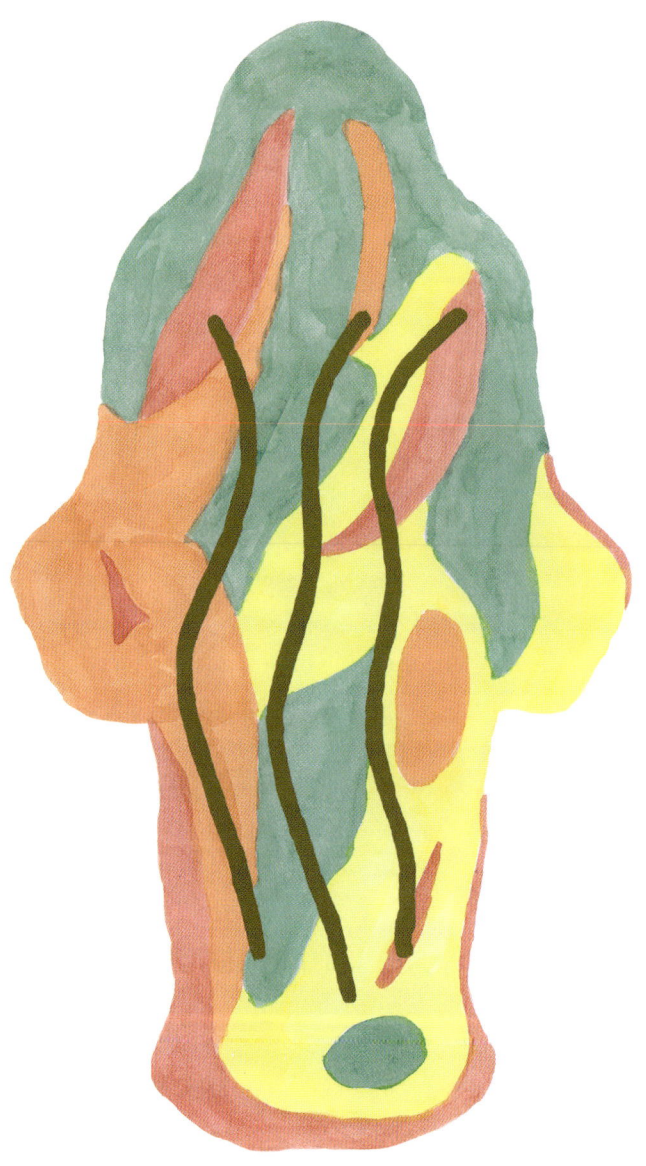

Chicory

BACH-BLÜTE:

Übertriebene Fürsorglichkeit. Die Betroffenen mischen sich in die Angelegenheiten anderer ein und sind sehr leicht beleidigt, wenn ihre gut gemeinten Ratschläge zurückgewiesen werden.

Chicory als „Akutes Typenmittel" zeigt sich in der Vordergrund-Aura als drei olivgrüne Schlangenlinien. Diese eineinhalb Finger breiten Linien beginnen in Höhe der Brustwarzen und enden in Knöchelhöhe.

INDIVIDUELLE HINTERGRUND-AURA:

Bei diesem Menschen handelt es sich um einen brillanten Denker, der die Fähigkeit besitzt, komplexe Zusammenhänge zu erfassen, wie das Pastellgelb zeigt.

Zugleich ist er sich seiner Emotionen nicht bewusst, wie das massive Grautürkis in seiner Aura verrät. Deshalb sucht er Kontakt zu anderen. Erst wenn er bei einem anderen ein eigenes Gefühl wiedererkennt, weiß er, wie er sich fühlt. Ist er beispielsweise mit einem wütenden Mitmenschen zusammen, dann erkennt er an dieser Wut, dass er selbst wütend ist. Dennoch besitzt er eine Leidenschaft, die bis hin zu Aggressivität geht, erkennbar an dem Malvenrot.

Das Terrakotta weist darauf hin, dass er unfähig ist, das Leben zu genießen. Er tut sich schwer, sich an einem guten Essen oder einem schönen Film zu erfreuen und kann nicht, wie andere, Genuss aus diesen Dingen ziehen. Das Leben plätschert an ihm vorbei.

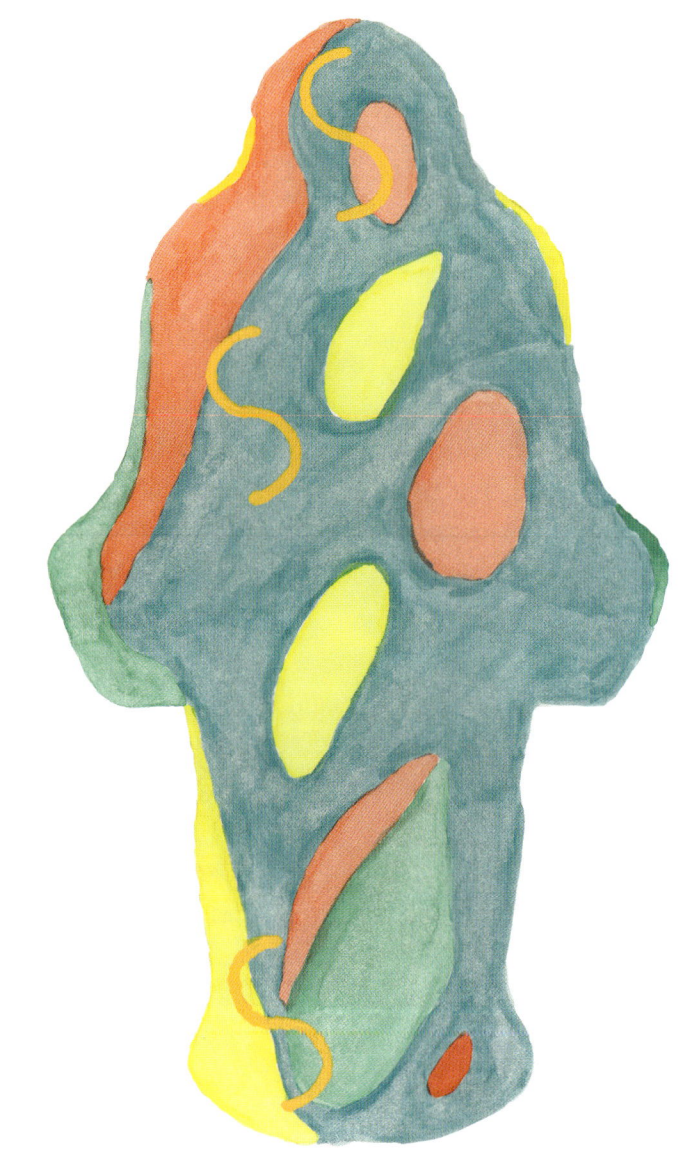

Clematis

BACH-BLÜTE:

Tagträumerei. Die Betroffenen sind unaufmerksam und zeigen keinerlei Interesse an der Außenwelt. Sie träumen mit offenen Augen, sind geistig abwesend und leben mehr in ihrer Phantasiewelt als in der Realität.

Clematis als „Akutes Typenmittel" zeigt sich in der Vordergrund-Aura als drei safrangelbe gleichgroße „S". Diese fingerbreiten S-Linien befinden sich alle auf der rechten Körperhälfte. Die oberste beginnt oberhalb der Kopfmitte, verläuft mit ihrem Mittelteil zwischen den Augenbrauen und zieht über das Gesicht bis unter das Kinn. Die zweite „S-Linie" liegt mit dem einen Bogen auf dem rechten Oberarm und berührt mit dem anderen gerade noch den Rippenbogen. Die dritte verläuft schräg über den rechten Fußrücken nach außen.

INDIVIDUELLE HINTERGRUND-AURA:

Dieser Mensch ist immer auf Abenteuer aus, wie an dem Türkisblau zu sehen ist. Er experimentiert sehr viel, sei es in seiner Freizeit mit gefährlichen Hobbys oder auch mit Partnertausch. Letzteres fasziniert ihn allerdings nur dann, solange er einen festen Partner hat. Dabei geht es ihm nur um das Abenteuer, diesen zu betrügen. In Zeiten, in denen er solo lebt, ist dieser Reiz weg, da der Nervenkitzel alles ist, was er sucht. Er tut dies alles, obwohl er, wie das Pastellgelb zeigt, ein brillanter Denker ist, der die Fähigkeit besitzt, komplexe Zusammenhänge zu erfassen.

Das Blaugrün in seiner Aura weist darauf hin, dass er seine Emotionen nur in der Färbung: „Macht es Sinn?", „Ist es von Bedeutung?", „Lohnt es sich?" sieht. Stets wägt er ab, ob es gut oder schlecht sei, ein bestimmtest Gefühl zu haben und ob es ihn auf seinem Weg weiterbringe oder nicht. Es handelt sich dabei weniger um eine Kopflastigkeit als um eine Zweckmäßigkeit. Dahinter steckt die Angst, Fehler zu machen, oder irgendetwas in seinem Leben zu tun, was er später bereuen könnte.

Trotzdem wird er sehr leicht wütend, was an dem Hellrot zu erkennen ist. So geht er schon bei Kleinigkeiten auf die Palme, explodiert leicht und kann nichts in Ruhe angehen.

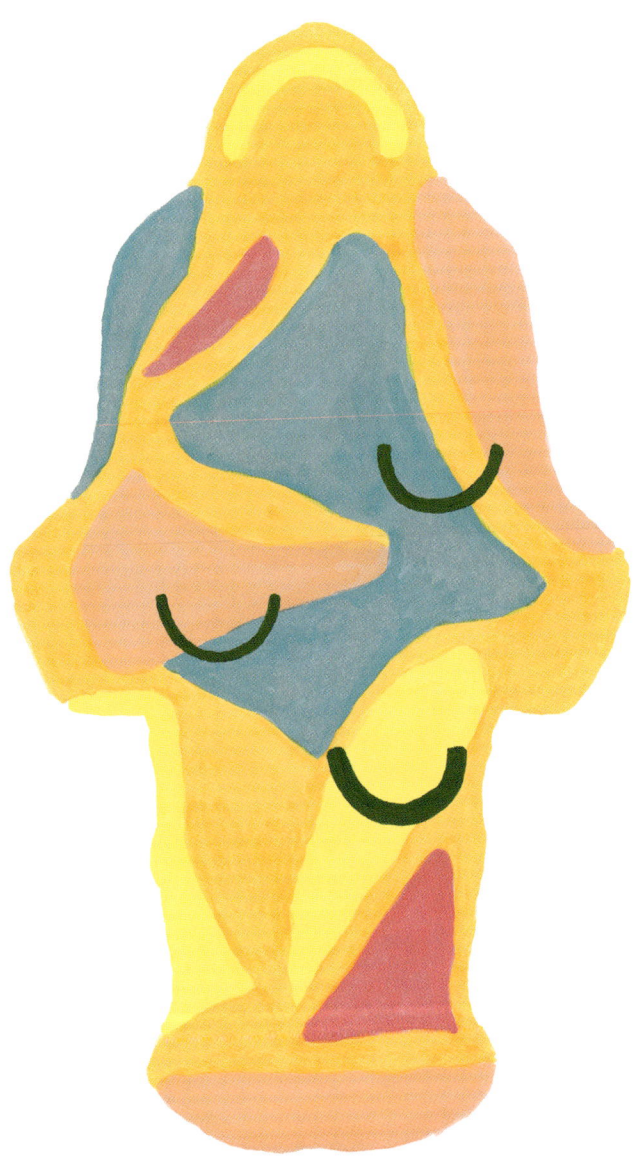

Crab Apple

BACH-BLÜTE:

Übertriebenes Reinheitsbedürfnis. Die Betroffenen fühlen sich in irgendeiner Weise körperlich oder auch seelisch-geistig unrein. Sie haben das Gefühl, dass an ihnen ein Makel haftet, von dem sie sich dringend reinigen müssten. Sie neigen zu extremem Perfektionismus und reagieren empfindlich gegen jede Art von Unordnung und Schmutz.

Crab Apple als „Akutes Typenmittel" zeigt sich in der Vordergrund-Aura als drei tiefgrüne Halbkreise, deren Öffnungen zum Kopf hin zeigen. Der oberste, zwei Querfinger breite Halbkreis befindet sich über dem linken Rippenbogen. Der mittlere ist etwas dünner und liegt auf dem rechten Oberschenkel. Der unterste und dickste Halbkreis befindet sich auf der linken Körperseite in Kniehöhe.

INDIVIDUELLE HINTERGRUND-AURA:

Dieser Mensch ist nicht gerne allein, wie das Orangegelb in seiner Aura verrät. Obwohl er die Gesellschaft anderer braucht, neigt er nicht dazu, sich anzuklammern. Das Gelb zeigt seine Kopflastigkeit; er ist dem Denken stark verfallen und kann nicht abschalten.

Wie das Saphirblau offenbart, findet er seinen Weg nicht, weiß nicht, was er will, noch wo es lang geht und kann sich auch nicht entscheiden, in eine bestimmte Richtung zu gehen. Auch besitzt er keinerlei Strukturen, anhand derer er sich gezielt auf die Suche machen könnte.

Zudem ist er unfähig, das Leben zu genießen, wie an dem Terrakotta zu erkennen ist. So tut er sich schwer, sich beispielsweise an einem guten Essen oder einem schönen Film zu erfreuen. Er kann keinen Genuss aus diesen Dingen ziehen; das Leben plätschert an ihm vorbei. Wie das Malvenrot verdeutlicht, besitzt er trotz allem eine Leidenschaft, die bis hin zu Aggressivität geht.

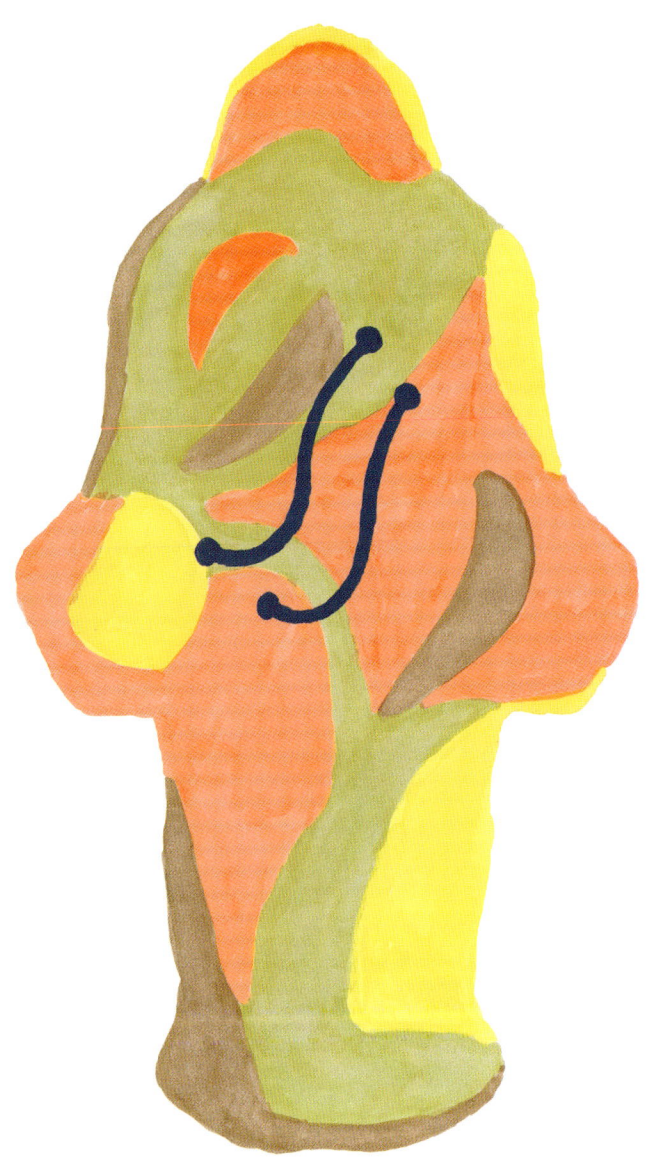

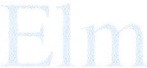 Elm

BACH-BLÜTE:

Akute Überforderung. Die Betroffenen haben das Gefühl, ihren Aufgaben nicht mehr gewachsen zu sein. Ihnen ist im Moment alles zu viel, und sie empfinden ihre Arbeit als einen unüberwindlichen Berg, welcher vor ihnen liegt.

Elm als „Akutes Typenmittel" zeigt sich in der Vordergrund-Aura als zwei löffelartige, mitternachtsblaue Linien, die ein dickes Köpfchen an den Enden besitzen. Die obere Linie beginnt rechts neben der linken Brustwarze und endet etwas außerhalb der rechten Hüfte. Die untere befindet sich links daneben im Abstand einer Handbreit.

INDIVIDUELLE HINTERGRUND-AURA:

Dieser Mensch wird sehr leicht wütend und gerät schon bei Kleinigkeiten in Rage, wie das Hellrot zeigt. Er explodiert leicht und kann nichts in Ruhe angehen.

Ferner sieht er alles negativ und kann sich nicht vorstellen, dass in Zukunft alles gut werden wird, erkennbar an dem Moosgrün. So ist er ständig darauf bedacht, alles so zu ordnen, dass er nicht irgendwann einmal einen Schaden erleiden könnte, und verschwendet seine Zeit damit, sich unnötig Sorgen zu machen. Dazu kommt noch, dass er mental überbetont und kopflastig ist, zu sehen am Gelb in seiner Aura. Er ist sehr dem Denken verfallen und kann nicht abschalten.

Gleichzeitig macht er sich jede Freude kaputt und landet damit in Depressionen, wie die Lehmfarbe verrät. Er stellt sich bei allem, was er tut, selbst ein Bein. Dies geschieht nicht aus Pessimismus oder gar Selbstzerstörung, sondern aus dem Hang heraus, sich selbst jede Freude zu verderben.

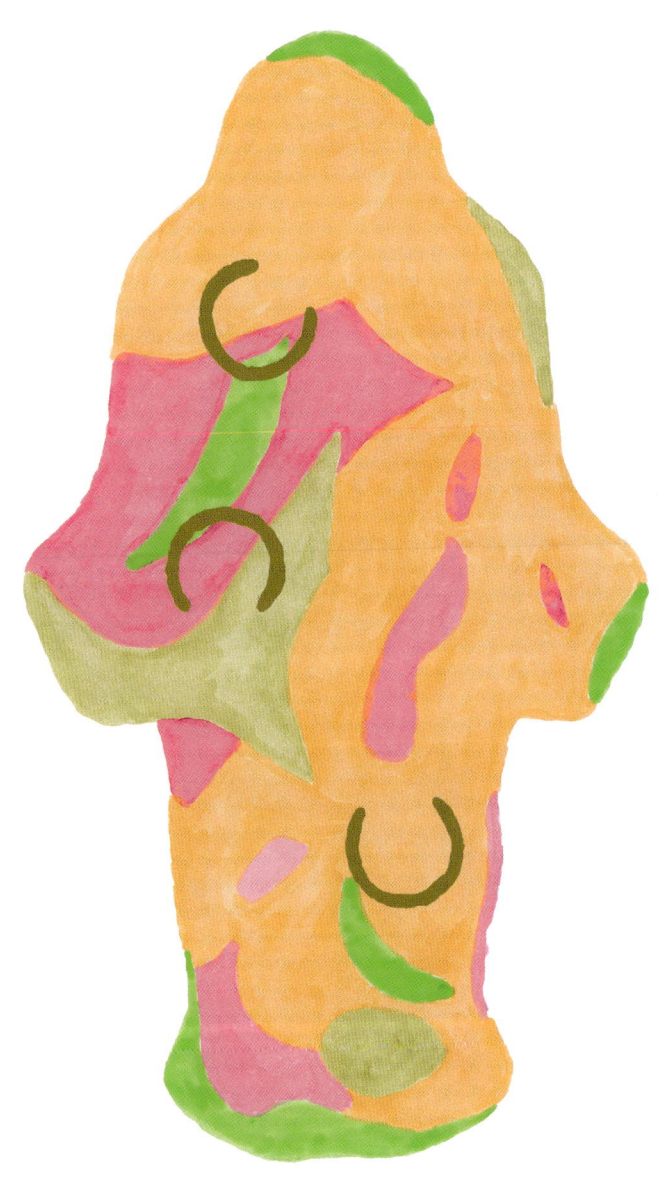

Gentian

BACH-BLÜTE:

Pessimismus. Die Betroffenen zweifeln aufgrund ihrer negativen Erwartungshaltung schnell am Erfolg. Sie sind sehr leicht entmutigt und geben selbst bei kleineren Schwierigkeiten ihr Vorhaben komplett auf.

Gentian als „Akutes Typenmittel" zeigt sich in der Vordergrund-Aura als drei moosgrüne Dreiviertelringe. Der obere beginnt in Schlüsselbeinhöhe, umschließt die rechte Brustwarze und endet in Höhe der Brustbeinmitte. Er öffnet sich schräg nach oben hin zum Kopf. Der mittlere befindet sich in Höhe der Leiste und öffnet sich nach unten. Der untere Gentian-Ring beginnt in Höhe des linken Knies und öffnet sich nach oben.

INDIVIDUELLE HINTERGRUND-AURA:

Dieser Mensch ist unruhig, depressiv und neigt dazu, sich hängen zu lassen, erkennbar an dem vorherrschenden Karamellbraun. Er kann das Leben nicht genießen, obwohl er gerade verliebt ist, wie die kleine rosafarbene Stelle unterhalb des rechten Knies verrät.

Seine Neigung zu Frivolität ist ersichtlich an dem Purpurrot. Er liebt es, sich exhibitionistisch zu präsentieren, indem er aufreizende Kleidung trägt. Dahinter verbirgt sich keineswegs Leidenschaft oder gar sexuelle Lust. Es besteht für ihn auch nicht die Intention, jemanden 'anzumachen' und 'abzuschleppen'. Seine einzige Absicht ist ein frivoles Provozieren.

Das dunkle Khaki weist darauf hin, dass seine Gedanken und Gefühle vom Wohlergehen seiner Familie ziemlich eingenommen sind. Er ist unentwegt um sie besorgt, da er stets Schlimmes befürchtet.

Das Apfelgrün in der Aura zeigt die Verschlagenheit dieses Menschen an, der dazu neigt, andere übers Ohr zu hauen. Er kann nicht ehrlich sein.

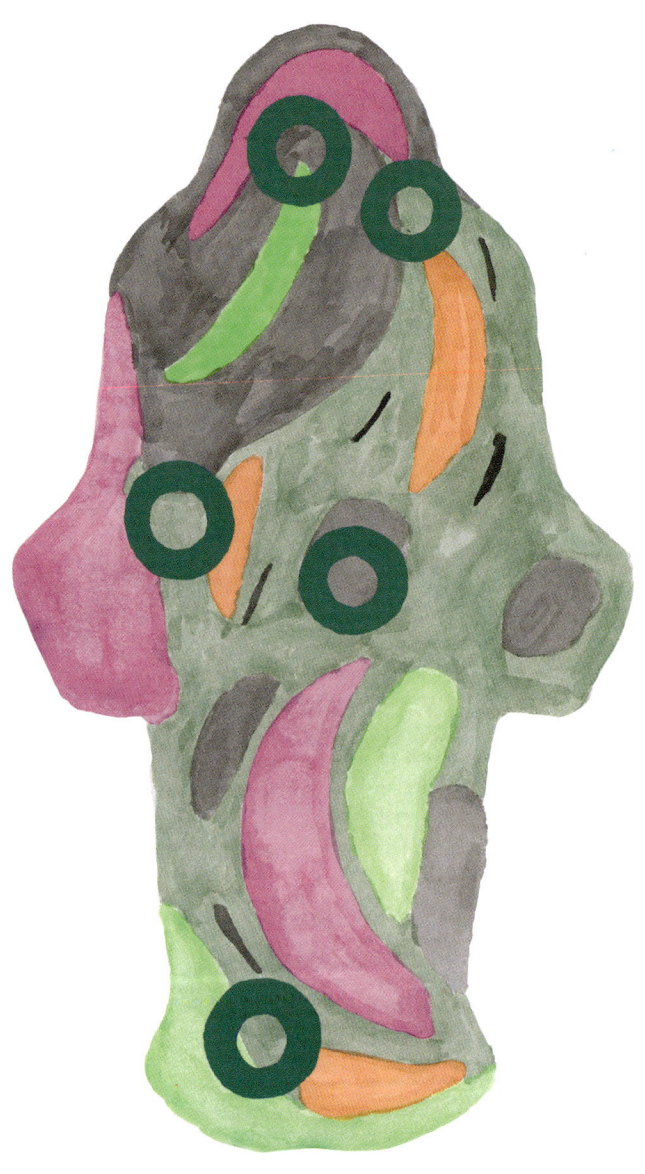

Gorse

BACH-BLÜTE:

Hoffungslosigkeit. Der Betroffene gibt nach vergeblichen Versuchen und Rückschlägen auf, da er keine Alternative mehr sieht.

Gorse als „Akutes Typenmittel" zeigt sich in der Vordergrund-Aura als fünf zweieinhalb Finger breite Ringe aus dunklem Seegrün. Von diesen kopfgroßen Kreisen befindet sich einer direkt über dem Gesicht, leicht nach rechts versetzt. Ein anderer liegt über der linken Schulter, ein weiterer auf dem rechten Handgelenk. Die nächsten beiden befinden sich in der linken Leistengegend und über dem rechten Fußrücken.

INDIVIDUELLE HINTERGRUND-AURA:

Dieser Mensch ist sich seiner Emotionen überhaupt nicht bewusst, wie das Graugrün in seiner Aura zeigt. Er nimmt nicht wahr, ob er wütend, traurig oder glücklich ist und reagiert, ohne zu spüren, wie er sich dabei fühlt. Gleichzeitig neigt er zu emotionalem Überschwang, erkennbar an dem Hellgrün. Er schäumt gefühlsmäßig über – von Euphorie bis hin zu Manie – und könnte manchmal die ganze Welt umarmen. Dennoch ist er unfähig, das Leben zu genießen, erkennbar am Terrakotta. So tut er sich schwer, sich beispielsweise an einem guten Essen oder einem schönen Film zu erfreuen.

Ferner neigt dieser Mensch zu Frivolität, ersichtlich am Purpurrot. Er liebt es, sich in aufreizender Kleidung exhibitionistisch zu präsentieren. Das Apfelgrün zeigt seine Verschlagenheit. Er kann nicht ehrlich sein und neigt dazu, andere übers Ohr zu hauen. Zudem schwellen in ihm Hass und Wut, erkennbar an dem Schwarz. Unfähig zu verzeihen, trägt er anderen vermeintliche Fehler ein Leben lang nach. Gleichzeitig fühlt er sich auch selbst schuldig in Fällen, in denen ihn keine oder nur wenig Schuld trifft, was am Anthrazit in seiner Aura zu sehen ist. Er meint, in allem, was er tut, die Verantwortung auf sich nehmen zu müssen und ist stets der Ansicht, er hätte Fehler verursacht, für die er bestraft werden müsse. Dies ist kaum verwunderlich, da er sich spirituelle Fähigkeiten aneignet und diese auch missbraucht, um anderen damit zu schaden, wie am Rotlila zu erkennen ist.

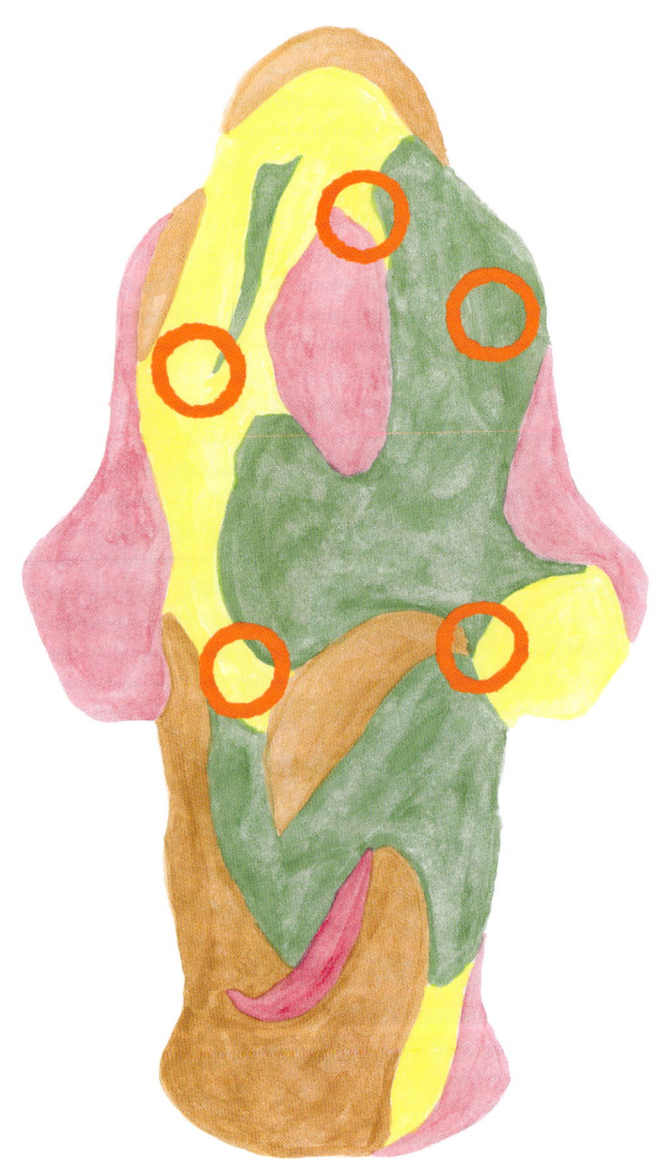

Heather

Anklammerung. Die Betroffenen haben ein übertriebenes Mitteilungsbedürfnis und fallen durch ihr äußerst aufdringliches Verhalten auf. Sie sind absolut unfähig, allein zu sein und benötigen daher stets Publikum. In ihrer extremen Ichbezogenheit klagen sie voller Selbstmitleid jedermann ihr Leid.

Heather als „Akutes Typenmittel" zeigt sich in der Vordergrund-Aura als fünf kopfgroße rotorange Ringe. Die oberen drei befinden sich auf dem Oberkörper, wobei der erste oberhalb des linken Schüsselbeins liegt, der zweite neben dem linken Oberarm und der dritte auf dem rechten Oberarm. Von den beiden unteren befindet sich der eine auf dem rechten Oberschenkel, der andere seitlich des linken.

INDIVIDUELLE HINTERGRUND-AURA:

Dieser Mensch neigt dazu, sich überall einzumischen und stets präsent zu sein, wie das Opalgrün zeigt. Er benötigt ein gefühlsmäßiges Feedback, dass er wertvoll und wichtig ist. Deshalb versucht er, sich überall einzubringen. Indem er etwas für andere tut, findet er sich gleichzeitig im anderen wieder. Dabei erwartet er überhaupt keinen Dank oder sonstige Gegenleistungen. Ihm genügt es, sich im anderen emotional widerzuspiegeln.

Gleichzeitig ist er ein brillanter Denker mit der Fähigkeit, komplexe Zusammenhänge zu erfassen, erkennbar an dem Pastellgelb. Wie das Siena verrät, ist er tief traurig, zieht sich in die Einsamkeit zurück und findet keine Freude mehr am Leben. Trotzdem neigt er zu Frivolität, wie das Purpurrot in seiner Aura anzeigt. Er liebt es, sich exhibitionistisch zu präsentieren, obgleich sich dahinter keineswegs eine Leidenschaft oder gar sexuelle Lust verbirgt. Seine einzige Absicht ist ein frivoles Provozieren.

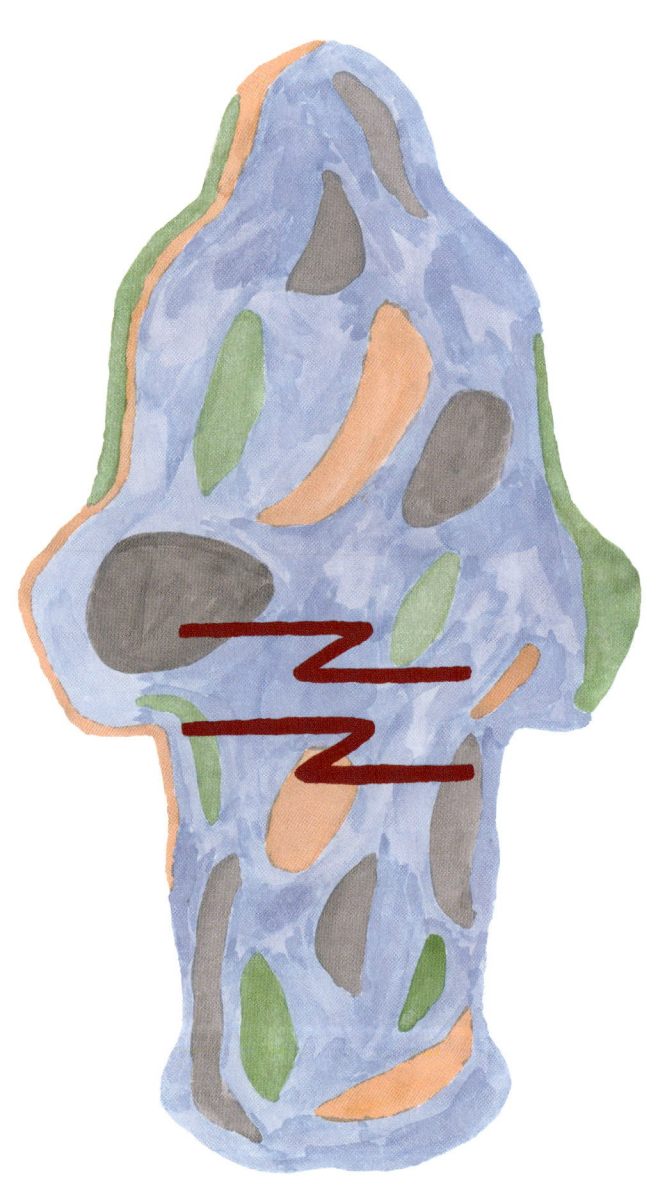

Holly

Zorn, Neid und Eifersucht. Die Betroffenen reagieren leicht gereizt und ärgern sich bereits über Kleinigkeiten.

Holly als „Akutes Typenmittel" zeigt sich in der Vordergrund-Aura als zwei langgezogene rubinrote „Z". Diese beiden gleichgroßen Strukturen liegen parallel untereinander in Höhe der Oberschenkel.

INDIVIDUELLE HINTERGRUND-AURA:

Dieser Mensch lebt eine Religiosität, welche jedoch nicht frei erlebt wird, wie am Enzianblau deutlich zu sehen ist. Zwar führt er kein dogmatisches Leben, aber es besteht dennoch ein Ausrichten nach einer bestimmten Lehre, die kein freies innerliches, inspiriertes Erleben zulässt.

Die Unfähigkeit, das Leben zu genießen, ist an dem Terrakotta zu erkennen. So tut er sich schwer, sich beispielsweise an einem guten Essen oder einem schönen Film zu erfreuen und kann nicht wie andere Genuss aus diesen Dingen ziehen. Das Leben plätschert an ihm vorbei.

Das Grün zeigt an, dass dieser Mensch nur seinen Seelenfrieden findet, wenn er in Harmonie mit anderen ist und das Gefühl hat, von diesen geliebt zu werden. Er tut alles, damit andere ihm das Gefühl geben, dass er gemocht wird. Deshalb ist er im Hinblick auf seine eigenen Bedürfnisse sehr kompromissbereit. Sein Seelenfrieden ist stets davon abhängig, wie andere emotional zu ihm stehen.

Das Anthrazit weist darauf hin, dass sich dieser Mensch in Fällen schuldig fühlt, in denen ihn keine oder nur wenig Schuld trifft. In allem, was er tut, meint er die Verantwortung auf sich nehmen zu müssen. So ist er stets der Ansicht, er hätte Fehler verursacht und müsse dafür bestraft werden.

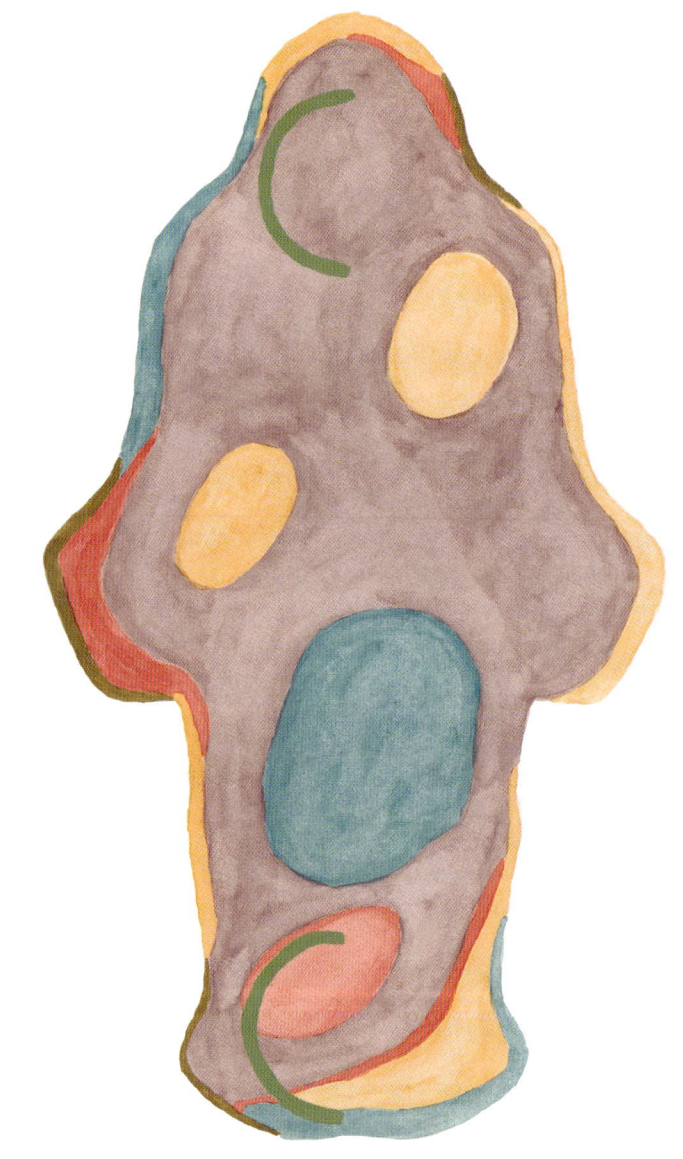

Honeysuckle

BACH-BLÜTE:

Sehnsucht nach früher. Die Betroffenen schwelgen in angenehmen Erinnerungen und zeigen wenig Interesse an der Gegenwart. Sie glorifizieren die Vergangenheit und leben nicht im Hier und Jetzt.

Honeysuckle als „Akutes Typenmittel" zeigt sich in der Vordergrund-Aura als zwei Halbkreise in olivfarbenem Graugrün, die mit ihren Öffnungen nach links zeigen. Der oberste Halbkreis beginnt direkt auf dem Scheitel und endet auf dem oberen Brustkorb. Der untere liegt auf der gleichen Längsachse und umschließt wie ein Parabolspiegel den rechten Fuß.

INDIVIDUELLE HINTERGRUND-AURA:

Dieser Mensch ist ein unruhiger, depressiver Zeitgenosse, der dazu neigt, sich hängen zu lassen. Wie am Karamellbraun ersichtlich ist, kann er das Leben nicht genießen. Die Verwaschenheit seiner Gefühle zeigt sich durch das Saphirblau. Er findet seinen Weg nicht, weiß nicht, was er will, noch wohin er will und kann sich auch nicht entscheiden, in eine bestimmte Richtung zu gehen. Zudem besitzt er keinerlei Strukturen, anhand derer er sich gezielt auf die Suche machen könnte.

Das Rot in seiner Aura zeigt, dass er innerlich erheblich unter Druck steht. In ihm wirkt eine Kraft, die ihn fast zerreißt und ihn von einem Extrem ins andere treibt, eine aggressive Kraft, die ihn unfähig macht, Entscheidungen zu treffen. Er findet innerlich keine Ruhe und ist einmal überdreht, dann wieder müde. In seinen Beziehungen ist er sprunghaft, sagt Verabredungen zu und hinterher wieder ab.

Dieser Mensch ist so erschöpft, dass er dem Leben keine Freude mehr abgewinnen kann, wie an dem Umbra zu erkennen ist. Es bleibt ihm keine Energie mehr, um sich des Lebens zu erfreuen. Bei aller Erschöpfung und Freudlosigkeit versucht er, sich trotzdem spirituelle Fähigkeiten anzueignen, um andere damit zu beeinflussen, wie durch das vorherrschende Graumagenta ersichtlich ist. Es geht ihm dabei nicht um die Erlangung dieser Kräfte an sich, sondern um deren Anwendung zum Zweck der Manipulation, ohne jedoch anderen damit schaden zu wollen.

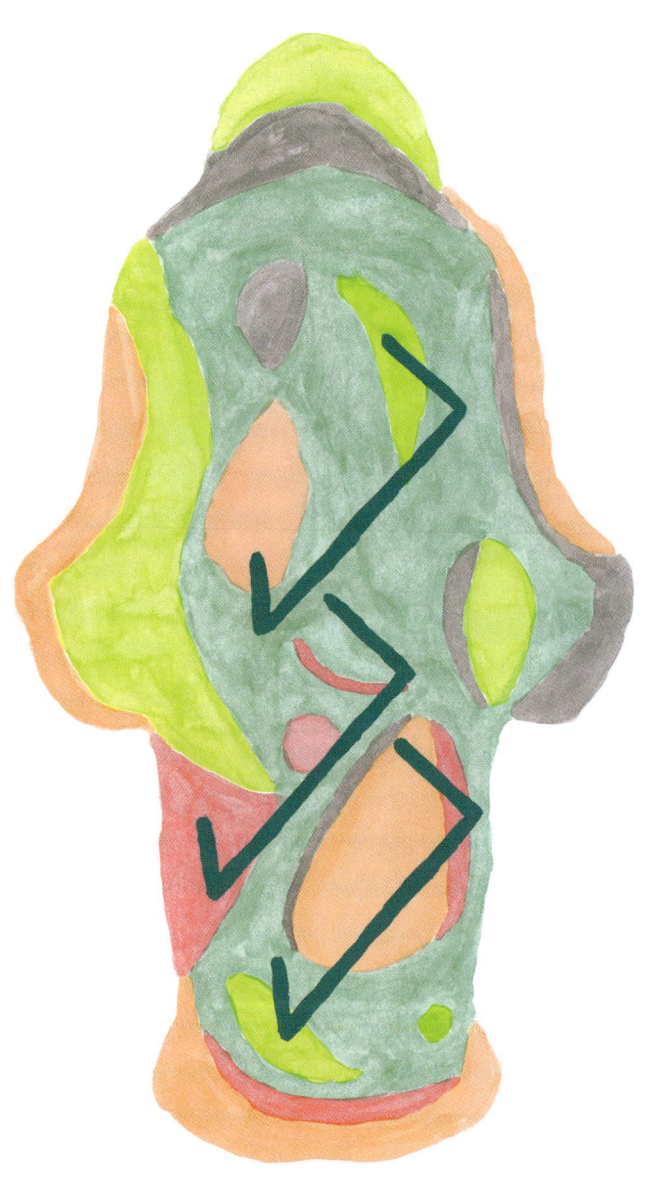

Hornbeam

BACH-BLÜTE:

Müdigkeit. Die Betroffenen fühlen sich körperlich und geistig erschöpft infolge mentaler Überforderung. Sie kommen morgens schlecht aus dem Bett und meinen, erst einmal richtig ausschlafen zu müssen, bevor sie ihr Tagewerk beginnen können. Haben sie jedoch erst einmal angefangen, geht ihre Arbeit gut voran.

Hornbeam als „Akutes Typenmittel" zeigt sich in der Vordergrund-Aura als drei gleichgroße, schräg liegende, tieftürkisfarbene „J". Das oberste beginnt links neben der linken Brustwarze und liegt mit seiner untersten Spitze fast auf der Mittellinie des rechten Oberschenkels. Die beiden anderen liegen fast parallel angeordnet unterhalb des Schambeins.

INDIVIDUELLE HINTERGRUND-AURA:

Diese Person neigt dazu, sich überall einzumischen und stets präsent zu sein. Wie am Opalgrün ersichtlich ist, benötigt sie ein emotionales Feedback, um sich wertvoll und wichtig zu fühlen. Deshalb versucht sie, sich überall einzubringen. Indem sie etwas für andere tut, findet sie sich gleichzeitig im anderen wieder. Dabei erwartet sie überhaupt keinen Dank oder sonstige Gegenleistungen. Ihr genügt es, sich im anderen emotional wiederzuspiegeln.

Am Grüngelb in ihrer Aura ist zu erkennen, dass sie zu Unehrlichkeit neigt. Sie lügt, merkt aber nicht, dass sie die Unwahrheit sagt. Dabei handelt es sich oft um Notlügen, bei denen sie sich nicht bewusst ist, dass sie etwas Unehrliches tut.

Ihre Unfähigkeit, das Leben zu genießen, zeigt sich als Terrakotta. Sie tut sich schwer, sich beispielsweise an einem guten Essen oder einem schönen Film zu erfreuen, da sie nicht wie andere Genuss aus diesen Dingen ziehen kann. Das Leben plätschert an ihr vorbei, obgleich sie, dem Malvenrot nach zu urteilen, eine Leidenschaft besitzt, die bis hin zu Aggressivität geht. Wie das Anthrazit zeigt, fühlt sie sich auch in Fällen schuldig, in denen sie keine oder nur wenig Schuld trifft. In allem, was sie tut, meint sie die Verantwortung auf sich nehmen zu müssen. Sie ist stets der Ansicht, sie hätte Fehler verursacht und müsse dafür bestraft werden.

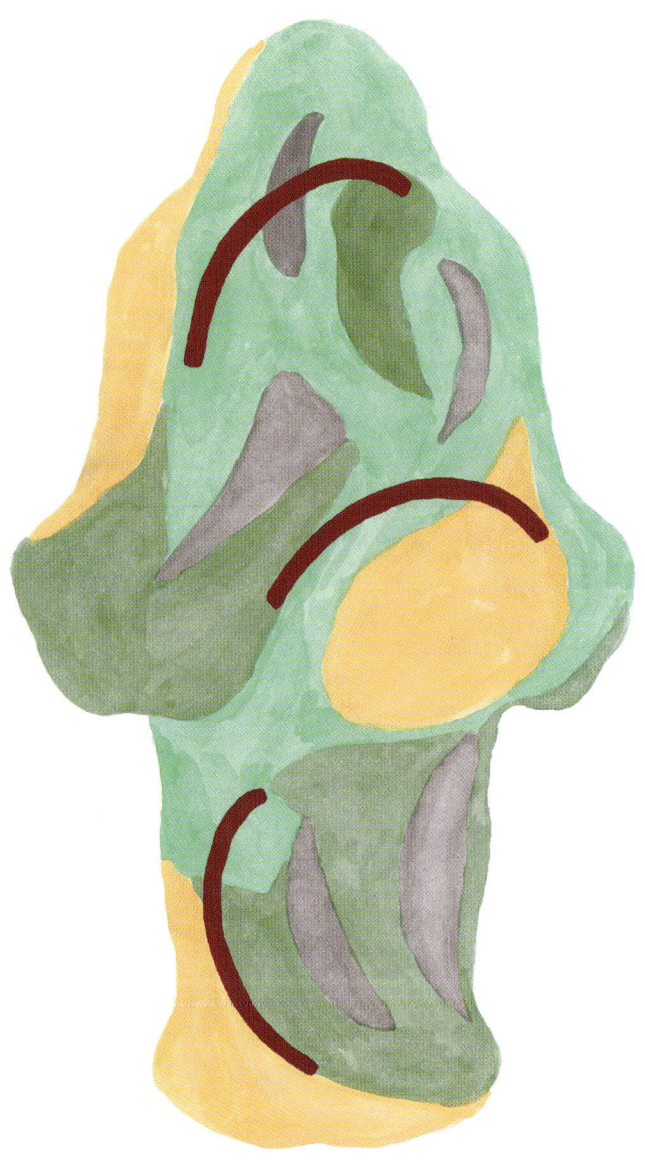

Impatiens

BACH-BLÜTE:

Ungeduld. Die Betroffenen sind ausgesprochen schnell in ihrem Handeln und Denken und wollen, dass alles ohne Verzögerung erledigt wird. Da sie keinerlei Geduld besitzen, bringen sie wenig Verständnis für langsamere Menschen auf.

Impatiens als „Akutes Typenmittel" zeigt sich in der Vordergrund-Aura als drei eineinhalb Finger breite granatrote Bögen. Der oberste verläuft vom rechten Oberarm über die Nase zum linken Ohr und endet eine Handbreit neben dem Kopf. Der etwas längere mittlere Bogen beginnt auf dem rechten Oberschenkel unterhalb der Leistengegend, zieht über die linke Hüfte und endet drei Handbreit seitlich des Körpers. Der unterste Bogen hat seinen Ursprung auf der rechten Kniescheibe, läuft an der Außenseite der Wade vorbei und zieht über den Fuß zur Mittellinie des Körpers.

INDIVIDUELLE HINTERGRUND-AURA:

Bei diesem Menschen schwingt stets eine gewisse Aggressivität in seinen Gefühlen mit, wie an dem Giftgrün in seiner Aura zu sehen ist. Er wirkt nicht aggressiv, wird aber von heftigen Gefühlen affektiert, die ihn aus dem Gleichgewicht bringen. Alles erlebt er intensiver als andere, jedoch nicht im Sinn von lustvoll, sondern im Sinn von zu viel, so dass er es nicht verkraften kann.

Ferner ist er sich seiner Emotionen überhaupt nicht bewusst, wie das Graugrün verrät. Für seine Gefühle besitzt er kein Feedback und nimmt nicht wahr, ob er wütend, traurig oder glücklich ist. Er reagiert, ohne zu spüren, wie er sich dabei fühlt, und funktioniert nur noch. Bei trübem Wetter und entsprechender Stimmung kann er sich nicht freuen und wird melancholisch und traurig, erkennbar am hellen Ockergelb.

Überdies fühlt er sich in Fällen schuldig, in denen ihn keine oder nur wenig Schuld trifft. In allem, was er tut, meint er die Verantwortung auf sich nehmen zu müssen. Wie das Anthrazit zeigt, ist er stets der Ansicht, er hätte Fehler verursacht und müsste dafür bestraft werden.

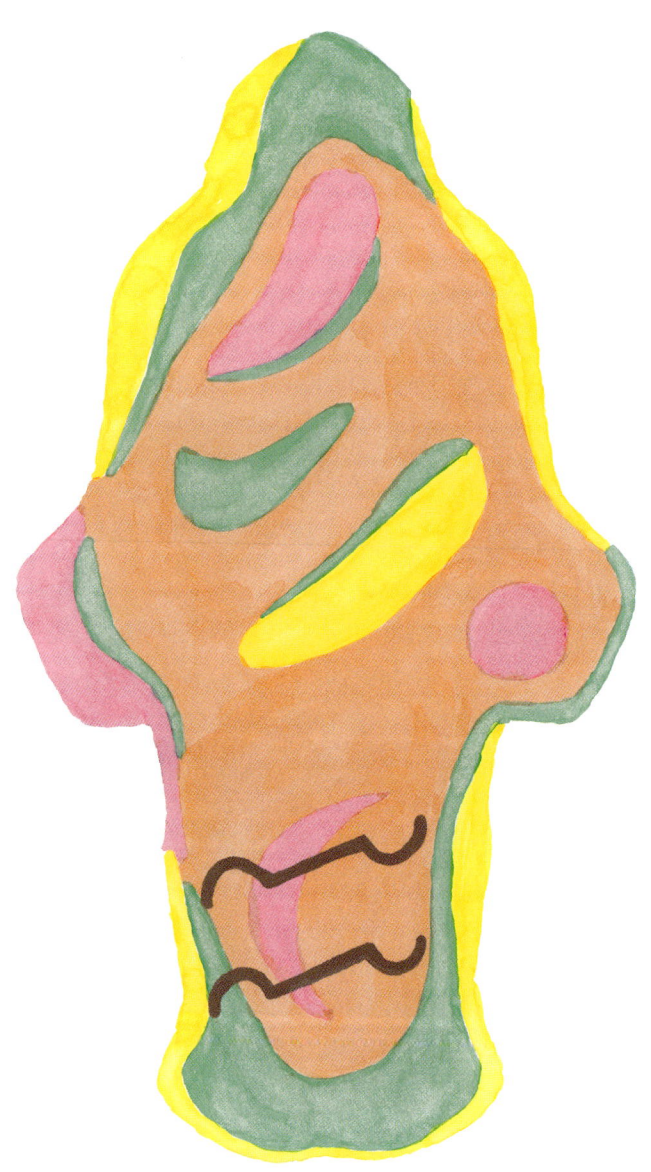

Larch

BACH-BLÜTE:

Mangelndes Selbstvertrauen. Die Betroffenen fühlen sich anderen unterlegen und zweifeln an ihren eigenen Fähigkeiten.

Larch als „Akutes Typenmittel" zeigt sich in der Vordergrund-Aura als zwei parallel verlaufende schräge Linien aus rosigem Braun mit jeweils einer Schaufel an dem einen und einer umgekehrten Schaufel an dem anderen Ende. Die obere Struktur befindet sich unterhalb des Knies, die untere auf den Unterschenkeln.

INDIVIDUELLE HINTERGRUND-AURA:

Dieser Mensch ist unfähig, das Leben zu genießen, erkennbar am Terrakotta. Es fällt ihm schwer, sich beispielsweise an einem guten Essen oder einem schönen Film zu erfreuen. Das Leben plätschert an ihm vorbei, da er nicht wie andere Genuss aus diesen Dingen ziehen kann. Dennoch neigt dieser Mensch zu Frivolität, ersichtlich an dem Purpurrot. Er liebt es, sich exhibitionistisch zu präsentieren, indem er aufreizende Kleidung trägt. Hinter seinem Kokettieren verbirgt sich keineswegs Leidenschaft oder gar sexuelle Lust. Es besteht für ihn auch nicht die Intention, jemanden 'anzumachen' und 'abzuschleppen'. Seine einzige Absicht ist ein frivoles Provozieren.

Die Verwaschenheit seiner Gefühle wird durch das Grautürkis sichtbar. Er ist sich seiner Gefühle nicht bewusst und sucht deshalb Kontakt zu anderen. Erst wenn er bei einem anderen ein eigenes Gefühl wiedererkennt, weiß er, wie er sich fühlt. Ist er beispielsweise mit einem wütenden Mitmenschen zusammen, dann erkennt er an dieser Wut, dass er selbst wütend ist.

Zudem ist er mental überbetont und kopflastig, wie das Gelb in seiner Aura zeigt. Er ist sehr stark dem Denken verfallen und vermag nicht abzuschalten.

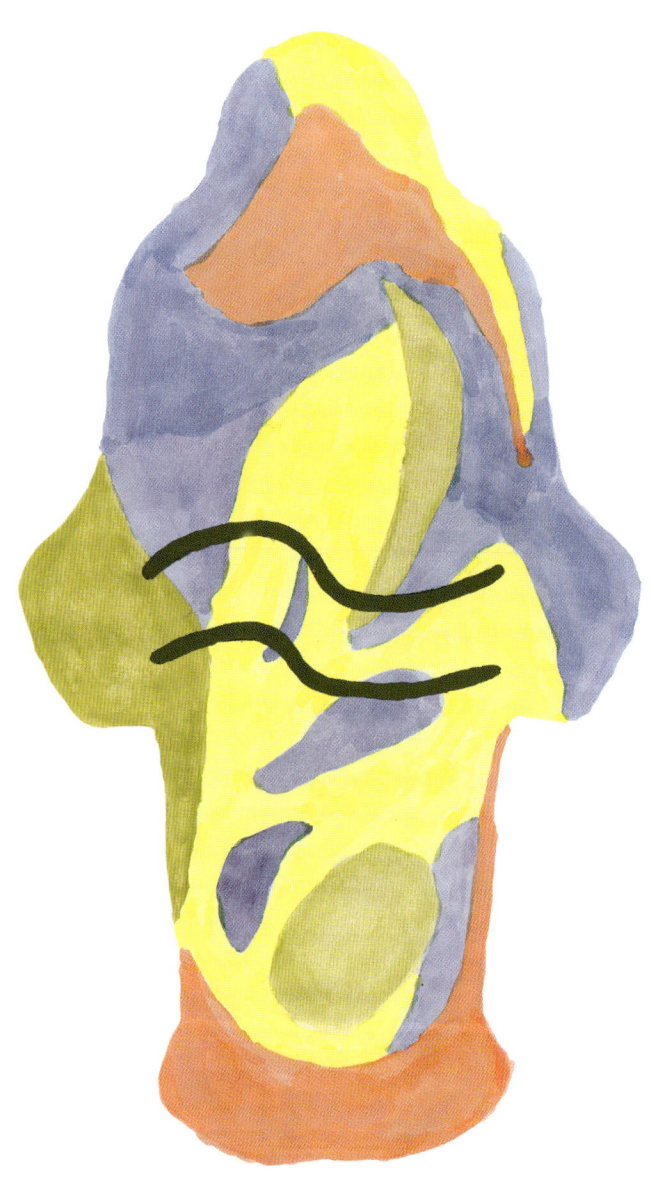

Mimulus

BACH-BLÜTE:

Ängstlichkeit. Die Betroffenen fürchten sich vor konkreten Dingen wie Krankheiten, Einbrechern, Hunden oder Schmerzen. Zudem reagieren sie überempfindlich auf laute Geräusche, grelles Licht, Kälte sowie Aggressionen anderer.

Mimulus als „Akutes Typenmittel" zeigt sich in der Vordergrund-Aura als zwei quer verlaufende Schlangenlinien aus dunklem Olivgrün. Die obere befindet sich auf Hüfthöhe, die untere eineinhalb Handbreit darunter. Beide Linien überragen den Körper seitlich jeweils um zwei Handbreit.

INDIVIDUELLE HINTERGRUND-AURA:

Wie an dem Pastellgelb zu erkennen ist, handelt es sich hier um einen brillanten Denker, der die Fähigkeit besitzt, komplexe Zusammenhänge zu erfassen.

Zudem ist er ein tief religiöser Mensch mit einer edlen Geisteshaltung und hohen Idealen, erkennbar an dem Pastellblau. Er besitzt eine natürliche innere religiöse Anbindung an Gott. Trotzdem ist er unfähig, das Leben zu genießen, wie das Terrakotta zeigt. Er tut sich schwer, sich beispielsweise an einem guten Essen oder einem schönen Film zu erfreuen und kann nicht wie andere Genuss aus diesen Dingen ziehen; das Leben plätschert an ihm vorbei.

Emotional definiert er sich nur über andere, wie das Olivgrün in seiner Aura verrät. Es geht ihm nur gut, wenn es auch dem anderen gut geht. Aus diesem Grund neigt er dazu, andere zu bemuttern. Dies bezieht sich allerdings nur auf Menschen, nicht auf Tiere, da er zu diesen eine innere Distanz hat. Bekommt er aber von einem anderen Menschen zu wenig Aufmerksamkeit, gibt er lieber einem Haustier die volle Zuwendung. Dadurch versucht er, Eifersucht zu erzeugen, in der Hoffnung, dass sich nun der andere mehr um ihn kümmert.

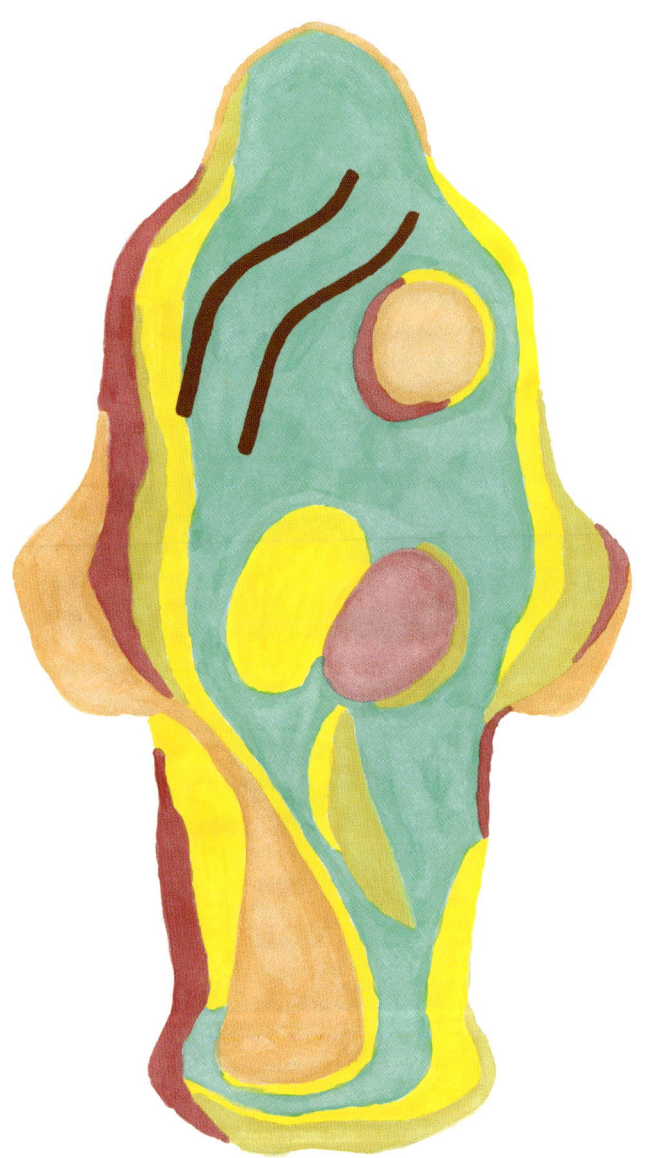

Mustard

BACH-BLÜTE:

Melancholie. Die Betroffenen fühlen sich ohne ersichtlichen äußeren Anlass traurig. Plötzlich erscheint ihnen alles düster und leer. Sie empfinden eine Sehnsucht, ohne zu wissen wonach.

Mustard als „Akutes Typenmittel" zeigt sich in der Vordergrund-Aura als zwei parallel gebogene Linien aus Siena. Die obere beginnt am rechten Oberarm auf Ellbogenhöhe und zieht fast senkrecht hoch zur Schulter. Von dort folgt sie den Körperkonturen über das Schlüsselbein und den Hals bis zur linken Wange. Dann biegt sie nach oben ab und endet in Ohrhöhe. Die zweite Linie verläuft eine Handbreit weiter links.

INDIVIDUELLE HINTERGRUND-AURA:

Wie an dem vorherrschenden Blaugrün in seiner Aura zu erkennen ist, sieht dieser Mensch seine Emotionen nur in der Färbung: „Macht es Sinn?", „Ist es von Bedeutung?", „Lohnt es sich?" Er wägt bei einem Gefühl ab, ob es gut oder schlecht sei dieses zu haben und fragt sich: Bringt es mich auf meinem Weg weiter oder nicht? Es handelt sich dabei weniger um eine Kopflastigkeit als um eine Zweckmäßigkeit. Dahinter steckt die Angst, Fehler zu machen oder irgendetwas in seinem Leben zu tun, was er später bereuen könnte.

Das Karamellbraun zeigt an, dass es sich um einen unruhigen, depressiven Menschen handelt, der dazu neigt, sich hängen zu lassen. Er kann das Leben nicht genießen. Dem dunklen Khaki nach zu urteilen, sind seine Gedanken und Gefühle vom Wohlergehen seiner Familie ziemlich eingenommen. Er ist unentwegt besorgt um sie, da er stets Schlimmes befürchtet.

Die mental überbetonte, kopflastige Art dieses Menschen, der sehr stark dem Denken verfallen ist und daher nicht abschalten kann, zeigt sich an dem ausgeprägten Gelb.

Die Aura-Farbe Persischrot verrät, dass er dazu neigt, anderen weh zu tun. Er empfindet Lust daran, anderen seelische Schmerzen zuzufügen, indem er sie durch Worte verletzt.

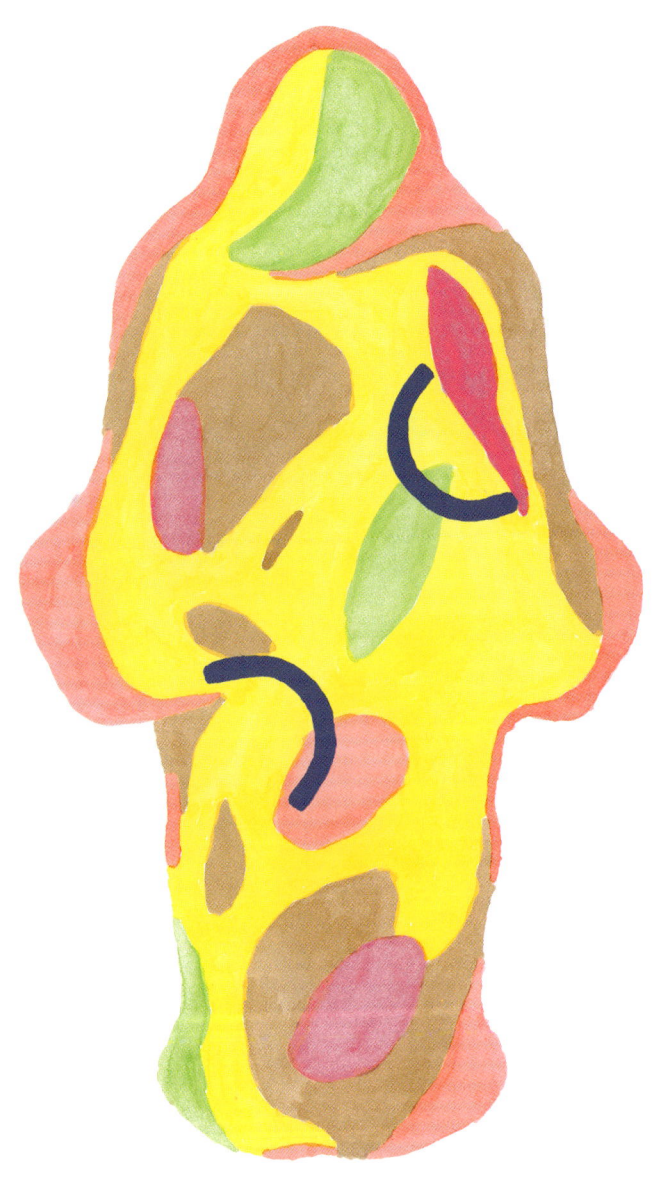

Oak

BACH-BLÜTE:

Falsch verstandenes Pflichtgefühl. Die Betroffenen zwingen sich unter dem Vorwand der Pflichterfüllung zu weiteren Leistungen, obwohl sie eigentlich nicht mehr können. Sie übergehen ihre Tiefpunkte und treiben somit Raubbau an ihrer Gesundheit.

Oak als „Akutes Typenmittel" zeigt sich in der Vordergrund-Aura als zwei Halbkreise aus dunklem Schieferblau. Diese gleichgroßen Strukturen liegen sich fast diagonal gegenüber. Die obere, eineinhalb Finger breite Halbkreislinie befindet sich auf Höhe des linken Rippenbogens und die untere mit ihrem oberen Anteil fast mittig auf dem Oberschenkel.

INDIVIDUELLE HINTERGRUND-AURA:

An dem massiven Gelb in dieser Aura ist erkennbar, dass es sich hier um einen mental überbetonten, kopflastigen Menschen handelt. Er ist sehr stark dem Denken verfallen und kann nicht abschalten. Außerdem steht er innerlich erheblich unter Druck, wie das Rot zeigt. In ihm ist eine Kraft, die ihn fast zerreißt und ihn von einem Extrem ins andere treibt, eine aggressive Kraft, die ihn unfähig macht, Entscheidungen zu treffen. Sie setzt ihn in allem unter Druck, so dass er keine innerliche Ruhe finden kann – mal ist er überdreht, mal müde. In seinen Beziehungen ist er sprunghaft, sagt Verabredungen zu und hinterher wieder ab. Diese Kraft brennt wie ein Feuer in ihm und raubt ihm seinen Seelenfrieden.

Zudem macht er sich jede Freude kaputt und landet damit in Depressionen, erkennbar an der Lehmfarbe. Er stellt sich bei allem, was er tut, selbst ein Bein. Dies geschieht nicht aus Pessimismus oder gar Selbstzerstörung, sondern aus dem Hang heraus, sich selbst jede Freude zu missgönnen. Gleichzeitig ist er emotional überschäumend, wie das Hellgrün verrät. Er neigt zu Euphorie, bis hin zu Manie, und könnte die ganze Welt umarmen, jedoch nicht aus Überschwang, sondern aus Gefühlsduselei.

Seine Neigung zu Frivolität zeigt das Purpurrot in seiner Aura an. Er liebt es, sich exhibitionistisch zu präsentieren, obgleich sich dahinter keineswegs eine Leidenschaft oder gar sexuelle Lust verbirgt. Seine einzige Absicht ist ein frivoles Provozieren.

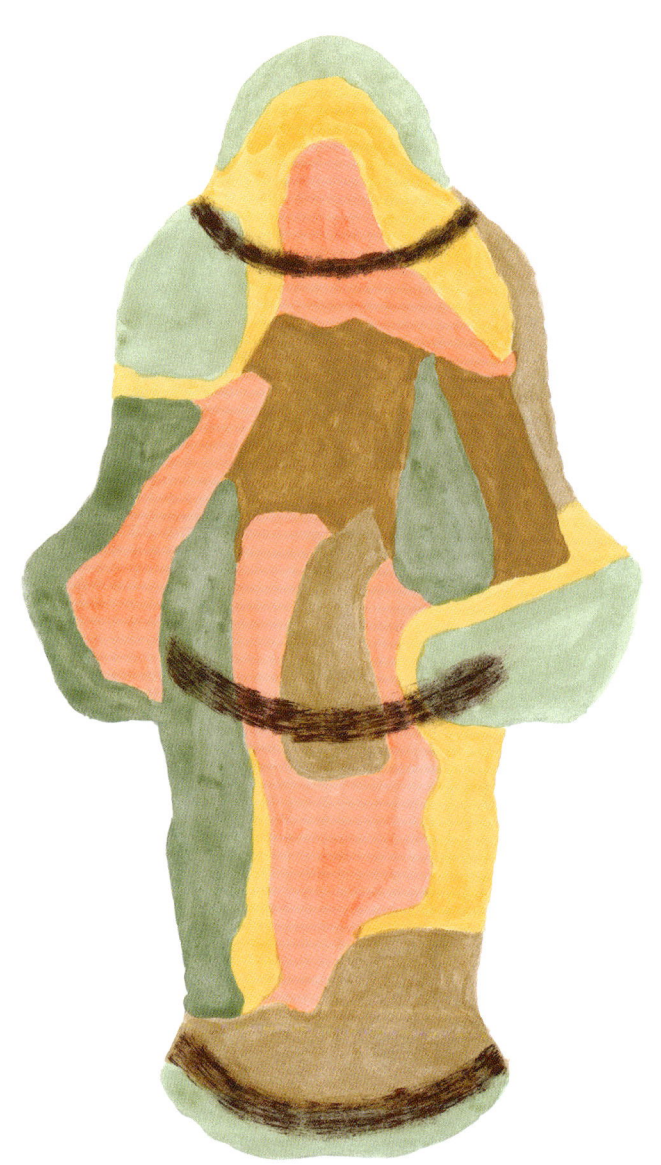

Olive I

BACH-BLÜTE:

Totale Erschöpfung. Die Betroffenen sind körperlich und geistig so erschöpft, dass ihnen alltägliche Dinge wie Zähneputzen, der Gang zur Toilette, sich zu waschen u.a. wie ein unüberwindbares Hindernis vorkommen. Sie sind derart ausgelaugt, dass sie dem Leben keine Freude mehr abgewinnen können.

Olive in dieser Form zeigt sich als „Akutes Typenmittel" in der Vordergrund-Aura als drei gleichlange dunkelbraune Kreisbögen. Die oberste Linie ist eineinhalb Finger breit und befindet sich mit ihrer Basis auf Höhe der Schlüsselbeine. Die beiden anderen sind jeweils fast zweieinhalb Finger breit. Die obere davon befindet sich eineinhalb Handbreit über dem Knie, die untere unterhalb der Füße.

INDIVIDUELLE HINTERGRUND-AURA:

Dieser Mensch wirkt scheinbar ausgeglichen, ist es aber in Wirklichkeit nicht. Wie das schmutzige Graugrün in seiner Aura zeigt, ist seine Ausgeglichenheit abhängig von der äußeren Situation. Ist diese in Ordnung, so ist er ausgeglichen, funktioniert etwas nicht, so fühlt er sich auch nicht wohl. Deshalb ist er ständig auf der Suche nach Möglichkeiten, damit alles klappt und ist sehr bemüht, sein Leben so zu ordnen, dass alles gelingt. Dabei muss er sich extrem anstrengen, um irgendwelche intellektuellen Aufgaben zu lösen, wie an dem Bananengelb zu sehen ist.

Ferner wird er sehr leicht wütend, erkennbar an dem Hellrot. Er gerät schon bei Kleinigkeiten in Rage, explodiert leicht und kann nichts in Ruhe angehen. Zudem macht er sich jede Freude kaputt und landet damit in Depressionen, wie an der Lehmfarbe zu sehen ist. Bei allem, was er tut, stellt er sich selbst ein Bein.

Das Siena weist auf eine tiefe Traurigkeit hin. Dieser Mensch zieht sich in die Einsamkeit zurück und findet keine Freude mehr am Leben. Das Orangeocker zeigt, dass er trotzdem sehr begeisterungsfähig ist. Er neigt leicht zu Überschwang, kennt aber seine Grenzen nicht und dringt damit in die Grenzen anderer ein. Das geschieht nicht aus Böswilligkeit, um andere zu beeinflussen, sondern aus Unkenntnis jeglicher Grenzen. Es passiert einfach aus dem Überschwang heraus.

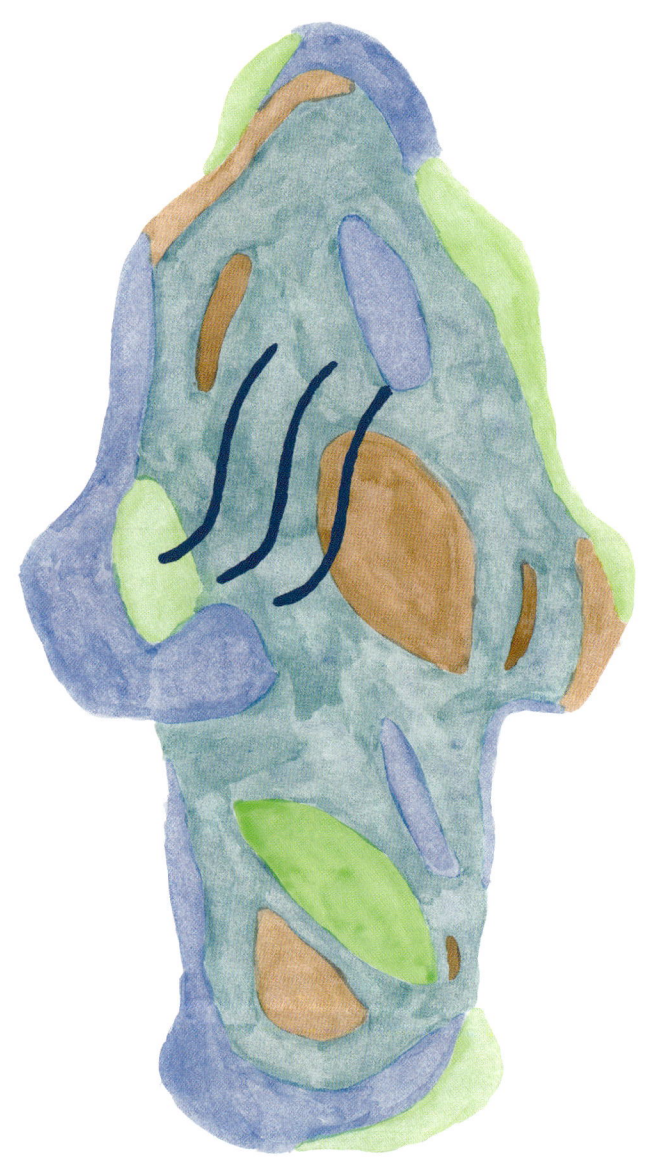

Olive II

BACH-BLÜTE:

Völlige Erschöpfung. Die Betroffenen sind so sehr mit ihren Energiereserven am Ende, dass sie nicht mehr fähig sind, ihrem eigenen Weg zu folgen.

Dieses Olive zeigt sich als „Akutes Typenmittel" in der Vordergrund-Aura als drei preußischblaue, längs verlaufende Wellenlinien. Von diesen gleichförmigen Linien befindet sich die eine direkt unter der rechten Brustwarze und endet ca. eineinhalb Handbreit neben der rechten Hüfte auf Schambeinhöhe. Die anderen folgen ihr in jeweils handbreitem Abstand.

INDIVIDUELLE HINTERGRUND-AURA:

Dieser Mensch lebt eine Religiosität, welche jedoch nicht frei erlebt wird, wie am Enzianblau deutlich zu sehen ist. Zwar führt er kein dogmatisches Leben, aber es besteht dennoch ein Ausrichten nach einer bestimmten Lehre, die kein freies innerliches, inspiriertes Erleben zulässt. Über seine Gefühle redet dieser Mensch nicht und zeigt diese auch nicht nach außen, erkennbar an dem dunklen Cyan. Er ist sehr verschwiegen, was seine eigenen Probleme betrifft, da es niemanden etwas angeht, was in seinem Herzen vorgeht. Umgekehrt interessiert er sich auch nicht für das, was im Herzen anderer vorgeht.

Es ist am Hellgrün zu erkennen, dass dieser Mensch emotional überschäumt und zu Euphorie bis hin zu Manie neigt. Er könnte die ganze Welt umarmen, jedoch nicht aus Überschwang, sondern aus Gefühlsduselei. Trotzdem erlebt er eine tiefe Traurigkeit, was durch das Siena in seiner Aura zu sehen ist. Er zieht sich in die Einsamkeit zurück und findet keine Freude mehr am Leben. Das Apfelgrün zeigt seine Verschlagenheit an. Er kann nicht ehrlich sein und neigt dazu, andere übers Ohr zu hauen.

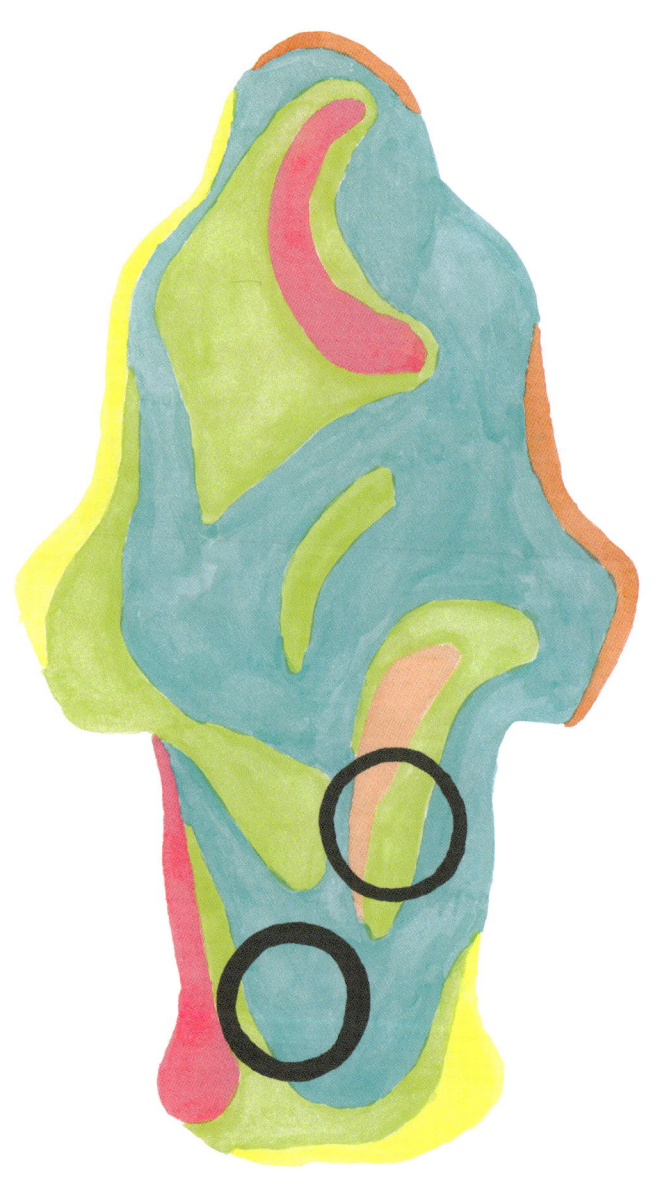

Pine

BACH-BLÜTE:

Schuldgefühle. Die Betroffenen plagt ein schlechtes Gewissen. Sie neigen zur Selbstanklage und entschuldigen sich selbst für Dinge, die nicht in ihrer Verantwortung liegen.

Pine als „Akutes Typenmittel" zeigt sich in der Vordergrund-Aura als zwei Ringe aus Anthrazit. Obgleich sie den gleichen Umfang besitzen, sind ihre Linien unterschiedlich dick. Der obere umschließt fast mittig das linke Knie mit seinem einen Querfinger breiten Rand. Der andere, doppelt so dicke Ring liegt etwas zur Körpermitte gedreht in Höhe des rechten Schienbeins.

INDIVIDUELLE HINTERGRUND-AURA:

Dieser Mensch ist stets auf Abenteuer aus, wie das Türkisblau zeigt. Er experimentiert sehr viel, in seiner Freizeit mit gefährlichen Hobbys. Ferner neigt er zu Frivolität, wie das Purpurrot verrät. Er liebt es, sich exhibitionistisch zu präsentieren, obgleich sich dahinter keineswegs eine Leidenschaft oder gar sexuelle Lust verbirgt. Seine einzige Absicht ist ein frivoles Provozieren.

Trotzdem ist er unfähig, das Leben zu genießen. Das Terrakotta lässt erkennen, dass er sich schwer tut, sich beispielsweise an einem guten Essen oder einem schönen Film zu erfreuen. Gleichzeitig zeigt er ein Unverständnis für seine eigenen Gefühle, erkennbar am Gelbgrün. Jedwede Frage über sein Befinden beantwortet er mit den Worten: „Weiß ich nicht!", obgleich er ein Bewusstsein darüber besitzt. Deshalb wirkt er häufig kindlich und dümmlich.

Das Gelb befindet sich in seiner Aura, da er nicht abschalten kann. Er ist mental überbetont, kopflastig und sehr stark dem Denken verfallen.

Zudem ist er unflexibel und kann sich nicht auf neue Situationen einstellen, wie das Henna zeigt. Von seiner Gedankenstruktur her zieht er stets alte Dinge in Betracht. Dadurch ist er nicht in der Lage, sich für das zu öffnen, was auf ihn zukommt. Dies bezieht sich auch auf seine Mitmenschen, für die er wenig empfinden kann. Aus diesem Grund neigt er teilweise zu Traurigkeit.

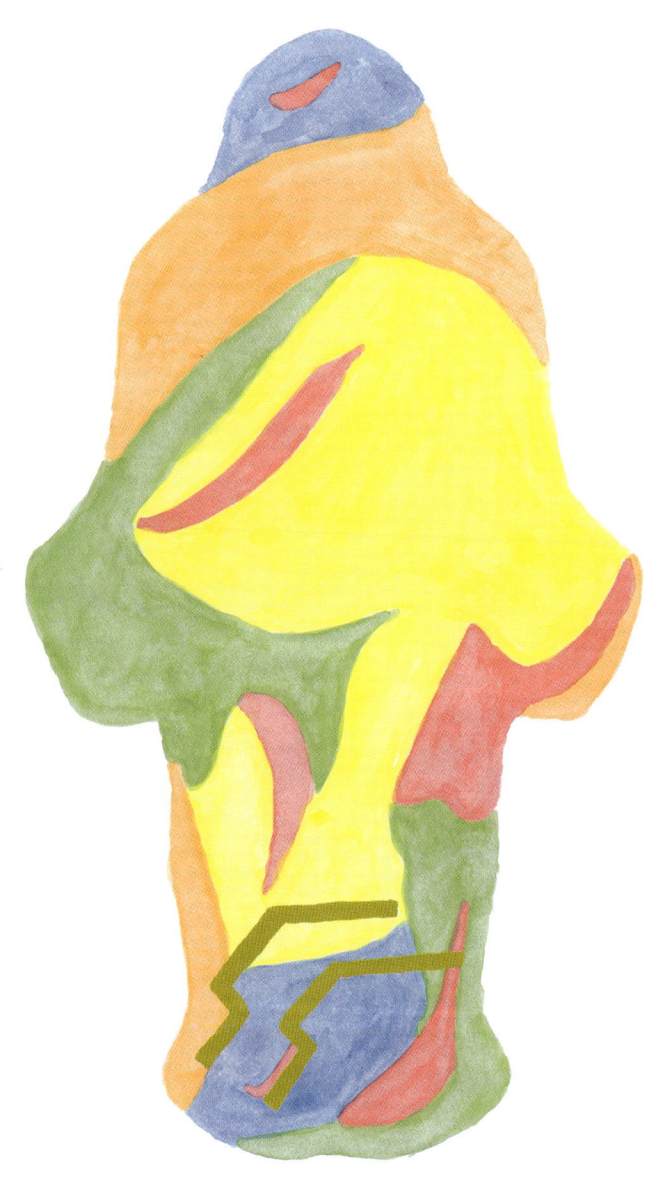

Red Chestnut

BACH-BLÜTE:

Angst um andere. Die Betroffenen haben große Angst und Sorge um ihre Nächsten. In ihren Gedanken dreht sich alles um deren Wohlergehen.

Red Chestnut als „Akutes Typenmittel" zeigt sich in der Vordergrund-Aura als zwei ganz besondere Strukturen aus dunklem Khaki, die aussehen wie die Zahl Fünf mit einem schrägen, langgezogenen oberen Strich. Die obere befindet sich mit ihrem Querstrich auf mittlerer Schienbeinhöhe, die untere ein Stück nach links versetzt, eine Handbreit darunter.

INDIVIDUELLE HINTERGRUND-AURA:

Das vorherrschende Gelb in dieser Aura zeigt, dass es sich hier um einen mental über-betonten, kopflastigen Menschen handelt. Er ist sehr stark dem Denken verfallen und kann nicht abschalten.

Wie an dem Grün erkennbar ist, kann er seinen Seelenfrieden nur dann finden, wenn er sich in Harmonie mit anderen befindet und das Gefühl hat, von diesen geliebt zu werden. Er tut alles dafür, damit andere ihm das Gefühl geben, dass er gemocht wird. Deshalb ist er im Hinblick auf seine eigenen Bedürfnisse sehr kom-promissbereit.

Das Karamellbraun verrät, dass er ein unruhiger, depressiver Mensch ist, der dazu neigt, sich hängen zu lassen. Er kann das Leben nicht genießen. Dennoch besitzt er eine Leidenschaft, die bis hin zu Aggressivität geht, wie das Malvenrot anzeigt.

An dem Enzianblau ist zu sehen, dass er eine Form der Religiosität lebt, welche jedoch nicht frei erlebt wird, da sie durch das Befolgen einer bestehenden Religion in ein Korsett gepresst ist. Zwar führt er kein dogmatisches Leben, aber es besteht dennoch ein Ausrichten nach dieser Lehre, die kein freies innerliches, inspiriertes Erleben zulässt.

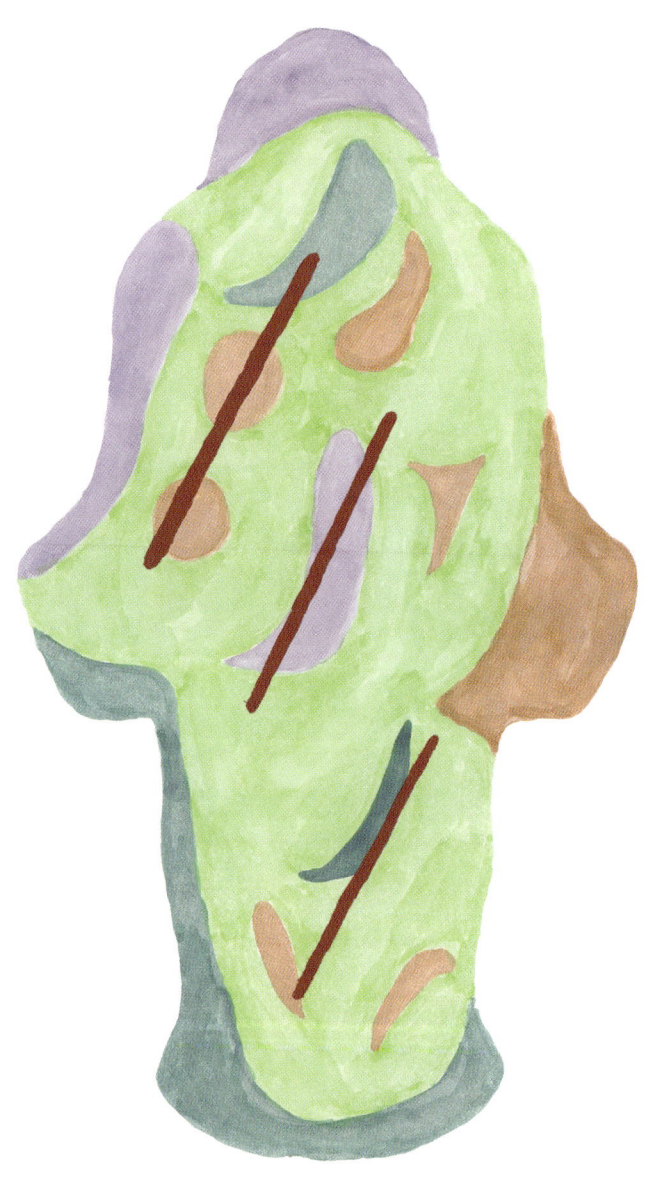

Rock Rose

BACH-BLÜTE:

Panik. Die Betroffenen sind vor Angst wie von Sinnen und vor Schreck wie gelähmt. Sie fühlen sich hilflos ausgeliefert, unfähig zu reagieren und wissen nicht mehr ein noch aus.

Rock Rose als „Akutes Typenmittel" zeigt sich in der Vordergrund-Aura als drei parallel verlaufende bordeauxrote Linien. Die oberste ist eineinhalb Finger breit und verläuft vom Schlüsselbein über die rechte Brustwarze bis zur rechten Hand. Die mittlere Linie ist etwas dünner und befindet sich drei Handbreit darunter. Die unterste und dünnste Linie beginnt in Höhe des linken Oberschenkels und verläuft zum rechten Innenknöchel.

INDIVIDUELLE HINTERGRUND-AURA:

Dieser Mensch ist emotional überschäumend und neigt zu Euphorie bis hin zu Manie, zu erkennen an dem Hellgrün in seiner Aura. Aus Gefühlsduselei könnte er die ganze Welt umarmen. Dennoch sind seine Gefühle verwaschen, wie das Saphirblau verrät. Er findet seinen Weg nicht, weiß nicht, was er will, noch wo es lang geht und kann sich auch nicht entscheiden, in eine bestimmte Richtung zu gehen. Außerdem verfügt er über keinerlei Strukturen, anhand derer er sich gezielt auf die Suche machen könnte.

Trotzdem besitzt er spirituelle Ambitionen, aber nicht im religiösen Sinne, sondern der spirituellen Kräfte wegen, wie das Hellviolett zeigt. Er ist auf der Suche, hat ein hohes spirituelles Interesse, aber in gewisser Weise ist er selbstsüchtig, da es ihm nur darum geht, sich Fähigkeiten anzueignen, die ihn von anderen unterscheiden.

Die tiefe Traurigkeit dieses Menschen ist am Siena zu erkennen. Er zieht sich in die Einsamkeit zurück und findet keine Freude mehr am Leben.

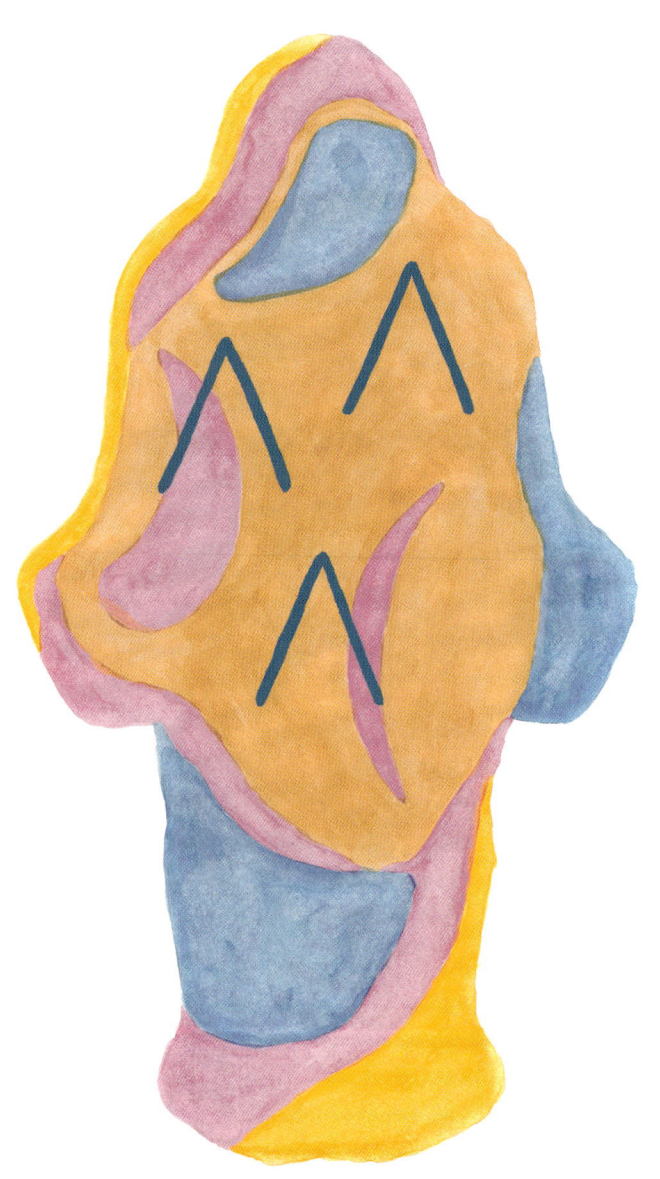

Rock Water

BACH-BLÜTE:

Starre Prinzipien. Die Betroffenen halten sich stur an selbst auferlegte Regeln. Sie sind streng mit sich selbst und versagen sich vieles, was sich nicht mit ihren festen Grundsätzen vereinbaren lässt.

Rock Water als „Akutes Typenmittel" zeigt sich in der Vordergrund-Aura als drei gleichschenklige graublaue Spitzen. Ihre Linien sind jeweils einen Finger breit. Sie liegen mit ihrem höchsten Punkt auf Höhe der linken Schulter, am rechten Oberarm und fast mittig auf dem Schambein.

INDIVIDUELLE HINTERGRUND-AURA:

Das Karamellbraun zeigt einen unruhigen, depressiven Menschen mit der Neigung, sich hängen zu lassen und der Unfähigkeit, das Leben zu genießen. Er lebt eine Religiosität, erkennbar am Enzianblau, welche jedoch nicht frei erlebt wird, da sie durch das Befolgen der Regeln einer bestehenden Konfession in eine Form gepresst ist. Zwar führt er kein dogmatisches Leben, aber es besteht dennoch ein Ausrichten nach dieser Lehre, die kein freies innerliches, inspiriertes Erleben zulässt.

Zudem neigt dieser Mensch zu Frivolität, ersichtlich an dem Purpurrot. Er liebt es, sich exhibitionistisch zu präsentieren, indem er aufreizende Kleidung trägt und kokettiert. Dahinter verbirgt sich keineswegs eine Leidenschaft oder gar sexuelle Lust. Es besteht für ihn auch nicht die Intention, jemanden 'anzumachen' und 'abzuschleppen'. Seine einzige Absicht ist ein frivoles Provozieren.

Das Safrangelb in der Aura zeigt, dass er nicht so ganz hier ist, nicht in dieser Welt lebt. Er hängt zwischen den Welten und befindet sich mit seiner Fantasie weit jenseits jeglicher Realität. Deshalb fällt es ihm im realen Leben schwer, sich auf seine Arbeit zu konzentrieren.

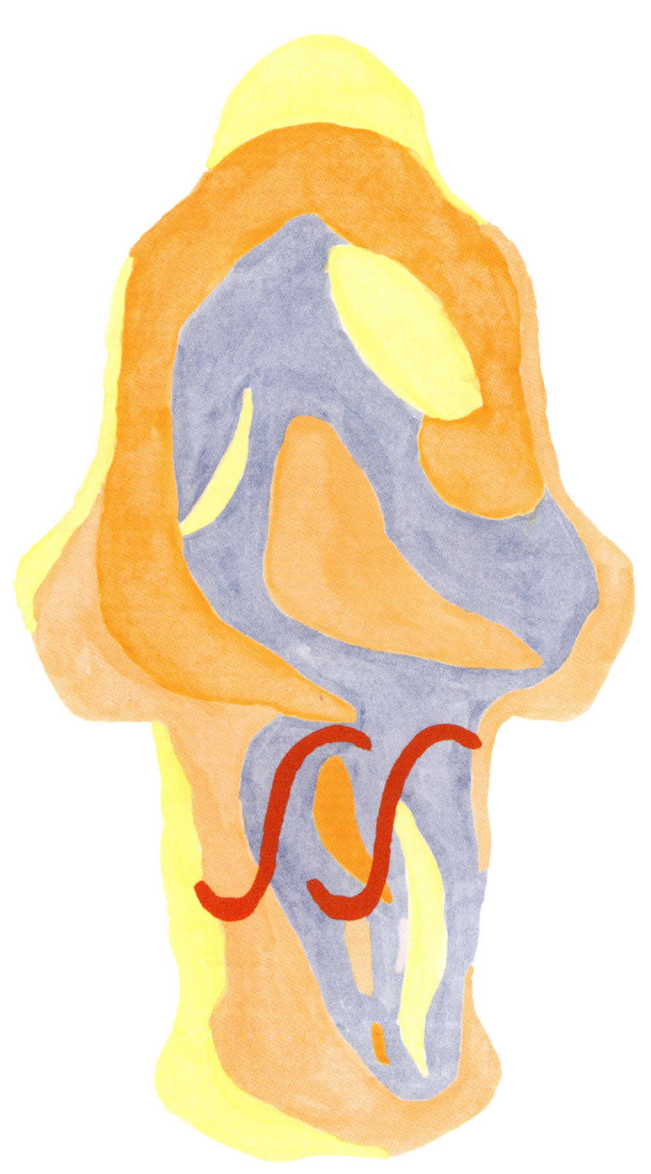

Scleranthus

Innere Zerrissenheit. Die Betroffenen leiden unter der Unfähigkeit, zwischen zwei Alternativen entscheiden zu können. Sie haben das Gefühl, zwischen zwei Stühlen zu sitzen und ringen mit sich selbst um die „richtige" Entscheidung.

Scleranthus als „Akutes Typenmittel" zeigt sich in der Vordergrund-Aura als zwei rote, gleichförmige, begradigte S-Linien. Diese befinden sich mit ihrem Mittelteil in Höhe der Knie.

INDIVIDUELLE HINTERGRUND-AURA:

Hierbei handelt es sich um einen tief religiösen Menschen mit edler Geisteshaltung und hohen Idealen, erkennbar am Pastellblau. Er besitzt eine natürliche innere religiöse Anbindung an Gott.

Seine Neigung zu Melancholie und Traurigkeit ist am hellen Ockergelb zu sehen. Bei trübem Wetter und entsprechender Stimmung kann er sich nicht freuen.

Das Orangegelb in seiner Aura verrät, dass er nicht gerne allein ist. Obwohl er die Gesellschaft anderer braucht, neigt er nicht dazu, sich anzuklammern. Das Pastellgelb zeigt ferner, dass er ein brillanter Denker ist, der die Fähigkeit besitzt, komplexe Zusammenhänge zu erfassen.

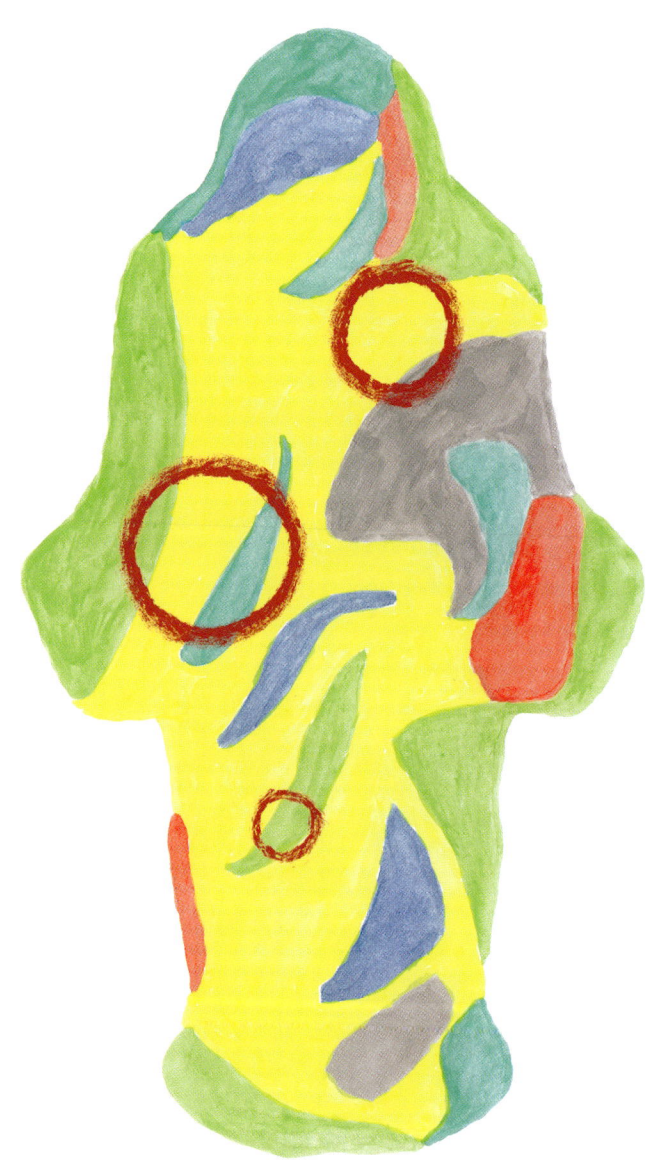

Star of Bethlehem

BACH-BLÜTE:

Seelische Verletzung. Die Betroffenen leiden unter den Folgen eines emotionalen Traumas, ausgelöst beispielsweise durch eine schlimme Nachricht, Ärger, Kummer, Enttäuschung oder den Tod eines geliebten Menschen.

Star of Bethlehem als „Akutes Typenmittel" zeigt sich in der Vordergrund-Aura als drei unterschiedlich große himbeerrote Kreise. Der oberste umschließt die linke Brust. Der mittlere und größte Kreis liegt auf der rechten Hüfte, der unterste und kleinste auf dem rechten Knie.

INDIVIDUELLE HINTERGRUND-AURA:

Dieser Mensch ist mental überbetont und kopflastig, wie das Gelb anzeigt. Er ist sehr stark dem Denken verfallen und kann nicht abschalten. Seine Emotionen sieht er nur in der Färbung: „Macht es Sinn?", „Ist es von Bedeutung?", „Lohnt es sich?", wie das Blaugrün verrät. Er wägt bei einem Gefühl ab, ob es gut oder schlecht sei, dieses zu haben. Dahinter steckt die Angst, Fehler zu machen oder irgendetwas in seinem Leben zu tun, was er später bereuen könnte.

Außerdem lebt er eine Religiosität, welche jedoch nicht frei erlebt wird, wie am Enzianblau zu sehen ist. Zwar führt er kein dogmatisches Leben, aber es besteht dennoch ein Ausrichten nach einer bestimmten Lehre, die kein freies innerliches, inspiriertes Erleben zulässt. Zudem fühlt er sich schuldig in Fällen, in denen ihn keine oder nur wenig Schuld trifft, erkennbar am Anthrazit. In allem, was er tut, meint er, die Verantwortung auf sich nehmen zu müssen und ist stets der Ansicht, er hätte Fehler verursacht und müsse dafür bestraft werden.

Das Rot in seiner Aura zeigt, dass er innerlich erheblich unter Druck steht. In ihm ist eine Kraft, die ihn fast zerreißt und ihn von einem Extrem ins andere treibt, eine aggressive Kraft, die ihn unfähig macht, Entscheidungen zu treffen. Er findet innerlich keine Ruhe und ist manchmal überdreht, manchmal müde. In seinen Beziehungen ist er sprunghaft, sagt Verabredungen zu und hinterher wieder ab. An dem Hellgrün ist zu erkennen, dass er emotional überschäumt und zu Euphorie bis hin zu Manie neigt. Die ganze Welt könnte er aus Gefühlsduselei umarmen.

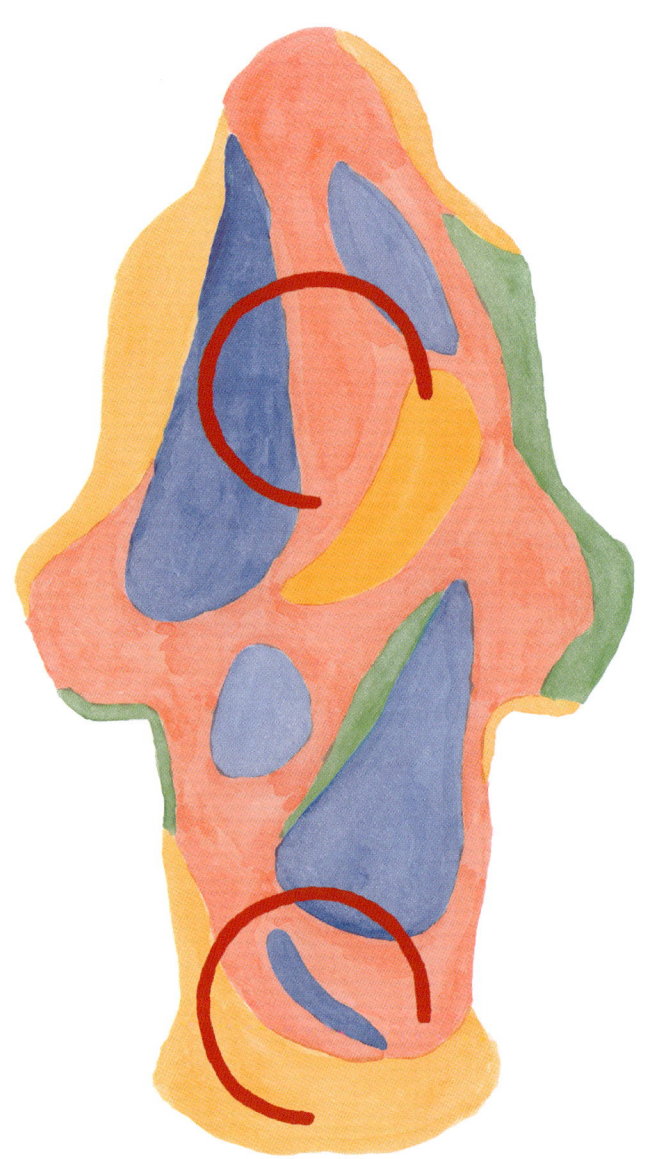

Sweet Chestnut

BACH-BLÜTE:

Tiefste Verzweiflung. Die Betroffenen reagieren aufgrund eines unerwarteten Schicksalsschlages vollkommen verzweifelt und sehen keinen Ausweg mehr. Alles erscheint ihnen im Augenblick sinnlos und leer. Sie glauben, sie seien ihrem Schicksal hilflos ausgeliefert und fühlen sich mit ihrem Schmerz allein.

Sweet Chestnut als „Akutes Typenmittel" zeigt sich in der Vordergrund-Aura als zwei kirschrote dreiviertel Kreise mit der Öffnung unten rechts. Von den beiden gleichgroßen Formen befindet sich eine direkt auf der Brust und die andere in Höhe der Unterschenkel.

INDIVIDUELLE HINTERGRUND-AURA:

Das vorherrschende Rot weist darauf hin, dass dieser Mensch innerlich erheblich unter Druck steht. In ihm wirkt eine Kraft, die ihn fast zerreißt und ihn so von einem Extrem ins andere treibt – eine aggressive Kraft, die ihn unfähig macht, Entscheidungen zu treffen.

Das Enzianblau in seiner Aura zeigt, dass er eine Religiosität praktiziert, welche jedoch nicht frei erlebt wird. Zwar führt er kein dogmatisches Leben, aber es besteht dennoch ein Ausrichten nach einer bestimmten Lehre, die kein freies innerliches, inspiriertes Erleben zulässt.

Dass sich dieser Mensch seiner Emotionen überhaupt nicht bewusst ist, zeigt das Graugrün. Er besitzt kein Feedback für seine Gefühle und nimmt nicht wahr, ob er wütend, traurig oder glücklich ist. Er reagiert, ohne zu spüren, wie er sich dabei fühlt, und funktioniert nur noch.

Gleichzeitig ist er sehr begeisterungsfähig, wie an dem ockerfarbigen Orange zu erkennen ist. So neigt er leicht zu Überschwang, kennt aber seine Grenzen nicht und dringt damit in die Grenzen anderer ein. Dies geschieht nicht aus Böswilligkeit, um andere zu beeinflussen, sondern aus Unkenntnis jeglicher Grenzen.

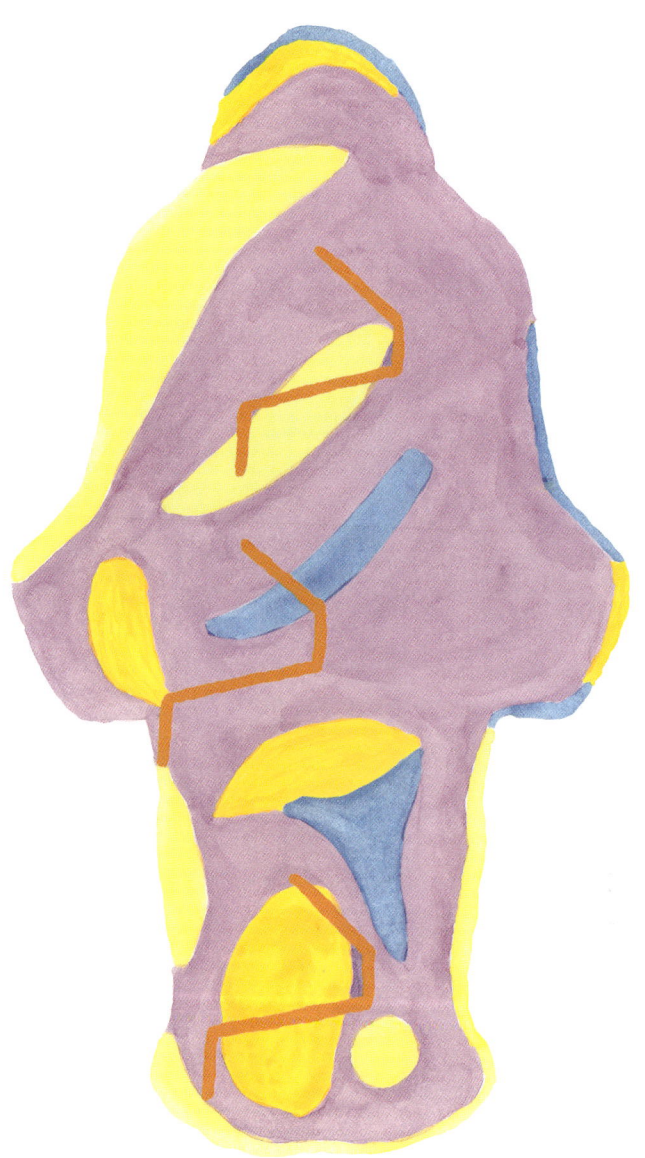

Vervain

BACH-BLÜTE:

Überbegeisterung. Die Betroffenen sind so sehr von einer Sache überzeugt, dass sie enthusiastisch anderen ihre Ideen und Ideale mit überschwänglichen, glühenden Reden regelrecht aufdrängen wollen.

Vervain als „Akutes Typenmittel" zeigt sich in der Vordergrund-Aura als drei gleichförmige orangeockerfarbene Gebilde. Das oberste beginnt am Kehlkopf und erstreckt sich bis zur Flanke des linken Brustkorbs. Von dort geht die Linie senkrecht nach unten, um in Höhe der achten Rippe schräg über den gesamten Oberbauch zu verlaufen. Hier knickt sie senkrecht nach unten und endet eine Handbreit tiefer. Die mittlere Linienstruktur beginnt genau eine Handbereit unter der obersten. Die untere befindet sich über dem rechten Bein.

INDIVIDUELLE HINTERGRUND-AURA:

Dieser Mensch begeistert sich für esoterische Themen, wie das Violett in seiner Aura zeigt. Gleichzeitig fürchtet er sich aber auch vor diesen. Auf der einen Seite sucht er den Kontakt zur jenseitigen Welt, auf der anderen Seite hat er aber auch Angst davor. Er stellt Nachforschungen an, führt Experimente durch und steckt seine Nase in Dinge, von denen er besser seine Finger lassen sollte, obwohl er ein brillanter Denker ist. Wie am Pastellgelb zu erkennen ist, besitzt er die Fähigkeit, komplexe Zusammenhänge zu erfassen. Da er jedoch stark dem Denken verfallen ist, kann er nicht abschalten. Er ist mental überbetont und kopflastig, wie das Gelb in seiner Aura verdeutlicht.

Zudem lebt er eine Religiosität, welche noch nicht frei erlebt wird, wie am Enzianblau zu sehen ist. Zwar führt er kein dogmatisches Leben, aber es besteht dennoch ein Ausrichten nach einer bestimmten Lehre, die kein freies innerliches, inspiriertes Erleben zulässt.

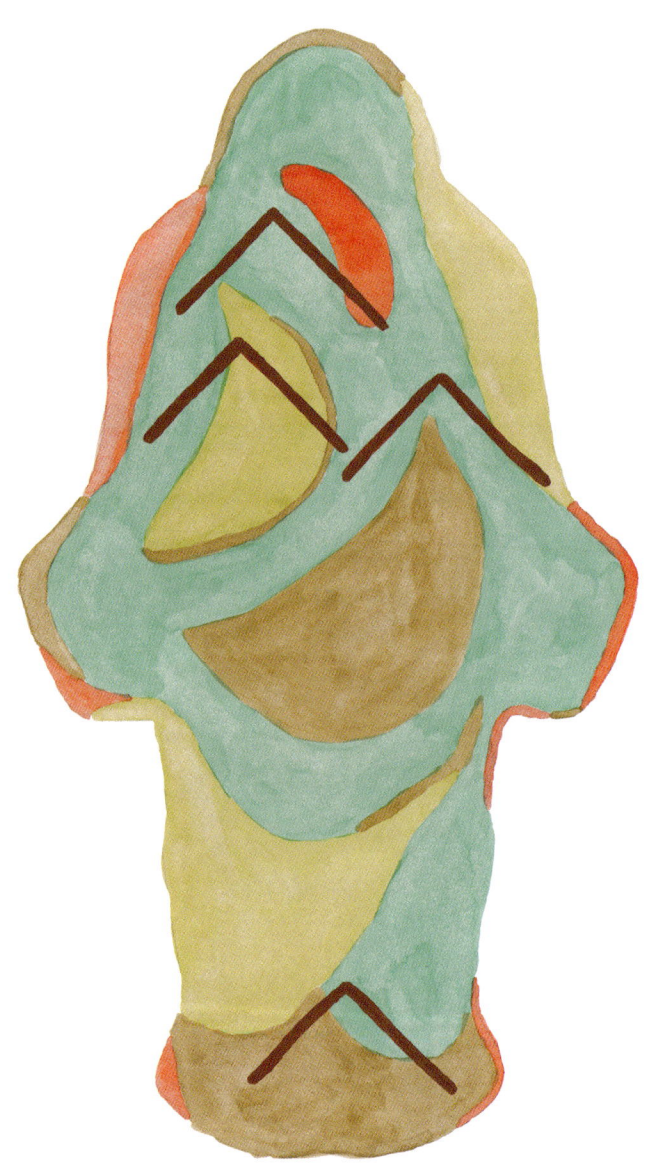

Vine

BACH-BLÜTE:

Herrschsucht. Die Betroffenen sind machthungrig und herrisch. Ihre eigenen Wünsche und Vorstellungen setzen sie ohne Rücksicht auf andere unnachgiebig durch.

Vine als „Akutes Typenmittel" zeigt sich in der Vordergrund-Aura als vier rotbraune wimpelförmige Linien. Die oberen drei Wimpel befinden sich auf dem Oberkörper. Der unterste befindet sich oberhalb der Füße, leicht links von der Körperachse versetzt.

INDIVIDUELLE HINTERGRUND-AURA:

Wie an dem vorherrschenden Blaugrün in seiner Aura zu erkennen ist, sieht dieser Mensch seine Emotionen nur in der Färbung: „Macht es Sinn?", „Ist es von Bedeutung?", „Lohnt es sich?" Er wägt bei einem Gefühl ab, ob es gut oder schlecht sei, dieses zu haben, und fragt sich: „Bringt es mich auf meinem Weg weiter oder nicht?" Es handelt sich dabei weniger um eine Kopflastigkeit als um eine Zweckmäßigkeit. Dahinter steckt die Angst, Fehler zu machen oder irgendetwas in seinem Leben zu tun, was er später bereuen könnte.

Seine Gedanken und Gefühle sind vom Wohlergehen seiner Familie ziemlich eingenommen, wie das dunkle Khaki verrät. Unentwegt ist er um diese besorgt, da er stets Schlimmes befürchtet. Zudem ist er unflexibel und kann sich nicht auf neue Situationen einstellen, wie das Henna zeigt. Von seiner Gedankenstruktur her zieht er stets alte Dinge in Betracht. Dadurch ist er nicht in der Lage, sich für das zu öffnen, was auf ihn zukommt. Dies bezieht sich auch auf seine Mitmenschen, für die er wenig empfinden kann. Aus diesem Grund neigt er teilweise zu Traurigkeit.

Die große Erschöpfung dieses Menschen zeigt sich an dem Umbra. Es bleibt ihm keine Energie mehr, um sich des Lebens zu erfreuen. Das spärliche Rot weist darauf hin, dass er innerlich teilweise unter Druck steht. In ihm ist eine Kraft, die ihn fast zerreißt und ihn so von einem Extrem ins andere treibt. Diese macht ihn unfähig, Entscheidungen zu treffen.

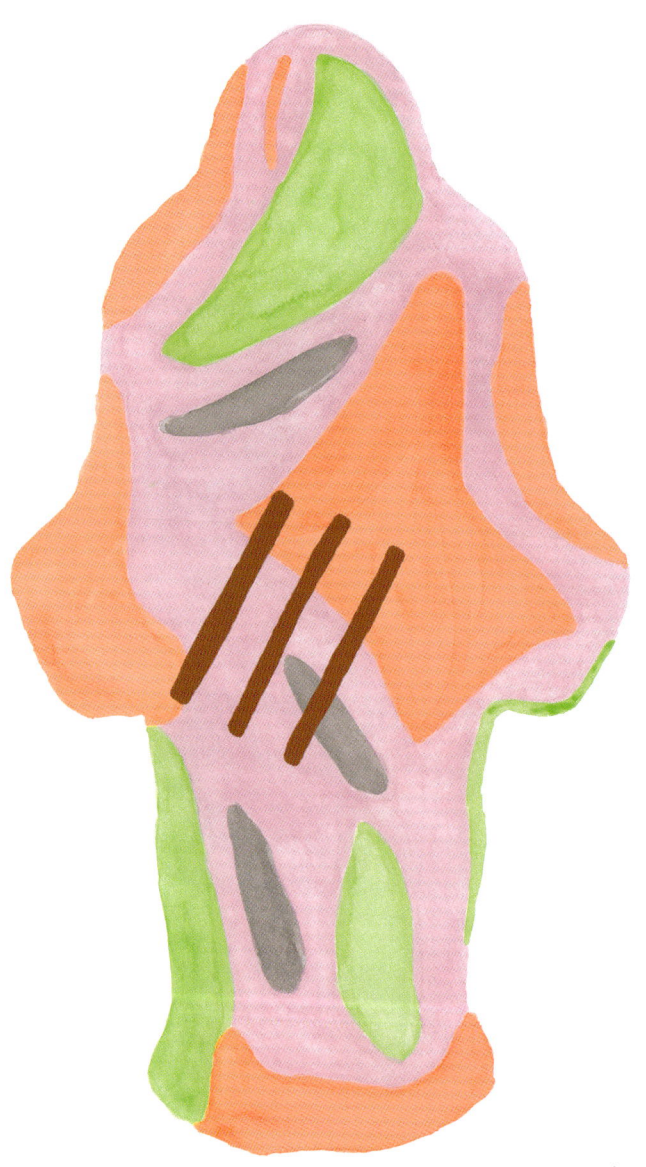

Walnut

BACH-BLÜTE:

Mangelnde Standhaftigkeit gegenüber äußerer Beeinflussung. Die Betroffenen lassen sich in Phasen, in denen sie sich neu orientieren, von anderen verunsichern und sind versucht, von ihren eigenen Vorstellungen und Ideen abzuweichen.

Walnut als „Akutes Typenmittel" zeigt sich in der Vordergrund-Aura als drei gleich lange, unterschiedlich dicke, hennafarbige parallele Streifen. Diese verlaufen vom Unterbauch schräg in Richtung rechtes Knie.

INDIVIDUELLE HINTERGRUND-AURA:

Die Verliebtheit dieses Menschen ist an dem Rosa deutlich zu erkennen. Hierbei handelt es sich um „Liebe auf den ersten Blick" im Sinne von Begehren, jedoch noch ohne Leidenschaft oder sexuelles Verlangen.

Das Hellrot verrät, dass er sehr leicht wütend wird. Schon bei Kleinigkeiten geht er auf die Palme, explodiert leicht und kann nichts in Ruhe angehen. Gleichzeitig ist er emotional überschäumend, erkennbar an dem Hellgrün. Er neigt zu Euphorie bis hin zu Manie. In seiner Gefühlsduselei könnte er die ganze Welt umarmen.

Außerdem fühlt er sich schuldig in Fällen, in denen ihn keine oder nur wenig Schuld trifft, wie das Anthrazit zeigt. In allem, was er tut, meint er die Verantwortung auf sich nehmen zu müssen. Er ist stets der Ansicht, er hätte Fehler gemacht und müsse dafür bestraft werden.

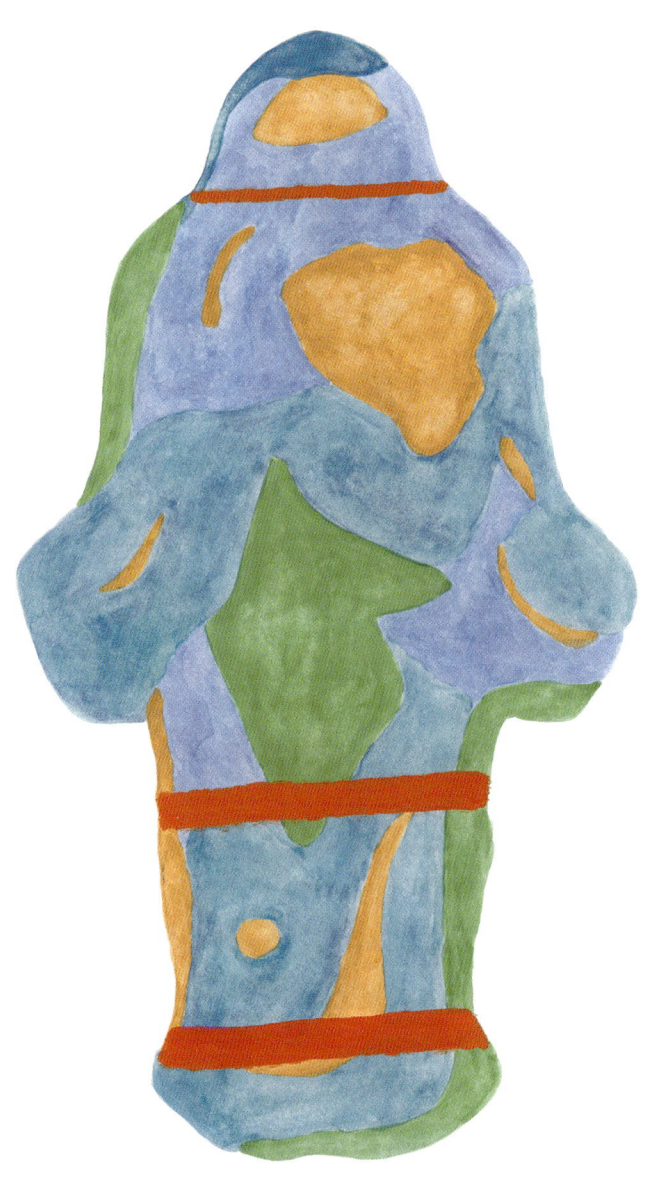

Water Violet I

BACH-BLÜTE:

Überheblichkeit. Die Betroffenen begegnen ihren Mitmenschen selbstgefällig und in arroganter Weise, da sie sich in dem Glauben befinden, etwas Besonders zu sein. Sie präsentierten sich in selbstherrlicher Weise und fühlen sich dabei ihrem Gegenüber absolut überlegen.

Water Violet in dieser Form zeigt sich als „Akutes Typenmittel" in der Vordergrund-Aura als drei orangerote, unterschiedlich dicke, quer verlaufende Bänder. Das erste, einen Finger breite Band befindet sich in Höhe der Oberlippe. Das zweite ist zweieinhalb Finger breit und verläuft über die Knie. Das dritte zieht über den Fußrücken und ist mit drei Fingerbreiten das dickste Band.

INDIVIDUELLE HINTERGRUND-AURA:

Dieser Mensch kann seinen Weg nicht finden, wie das Saphirblau anzeigt. Er weiß nicht, was er will, noch wohin er will und kann sich auch nicht entscheiden, in eine bestimmte Richtung zu gehen. Auch besitzt er keinerlei Strukturen, anhand derer er sich gezielt auf die Suche machen könnte.

Zudem praktiziert er eine Religiosität, welche jedoch nicht frei erlebt wird, wie am Enzianblau zu sehen ist. Zwar führt dieser Mensch kein dogmatisches Leben, aber es besteht dennoch ein Ausrichten nach einer bestimmten Lehre, die kein freies innerliches, inspiriertes Erleben zulässt. Seinen Seelenfrieden findet er nur, wenn er sich in Harmonie mit anderen befindet und das Gefühl hat, von diesen geliebt zu werden, wie das Grün offenbart. Er tut alles, damit diese ihm das Gefühl geben, dass er gemocht wird. Deshalb ist er im Hinblick auf seine eigenen Bedürfnisse sehr kompromissbereit.

Das Karamellbraun in seiner Aura verrät außerdem, dass er ein unruhiger, depressiver Mensch ist, mit der Neigung, sich hängen zu lassen. Er kann das Leben nicht genießen.

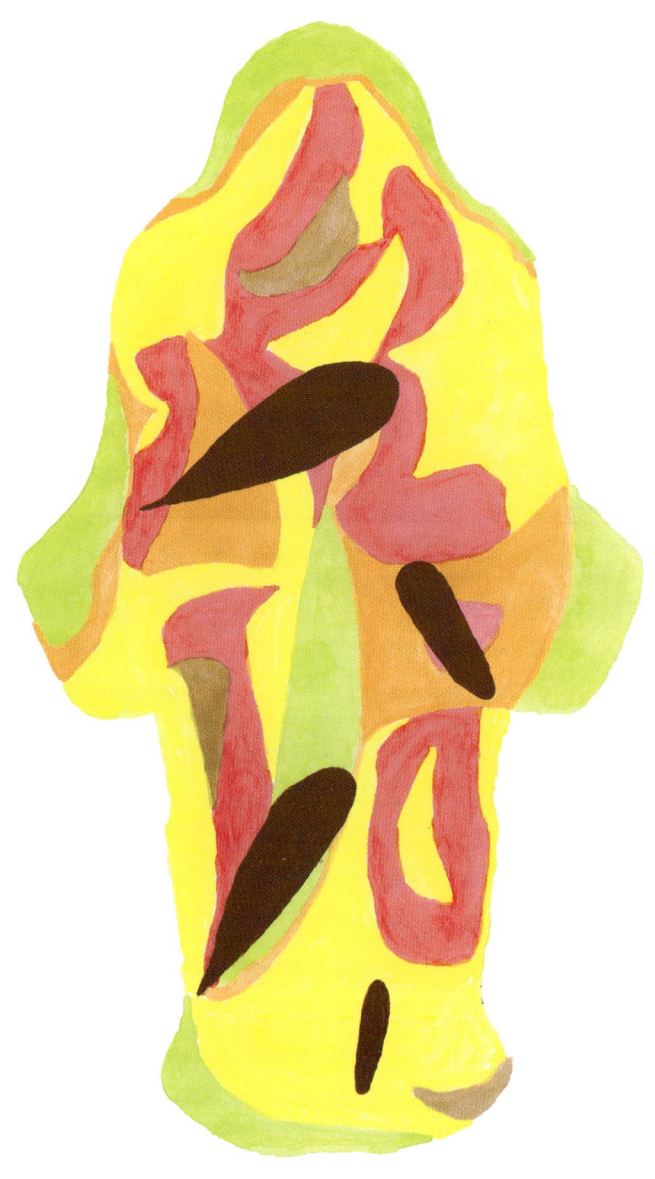

Water Violet II

BACH-BLÜTE:

Innere Distanziertheit. Die Betroffenen ziehen sich aus Überheblichkeit von ihren Mitmenschen zurück. Aufgrund dieser selbstgewählten Einsamkeit leiden sie unter Traurigkeit.

Dieses Water Violet zeigt sich als „Akutes Typenmittel" in der Vordergrund-Aura als vier unterschiedlich große, dunkelbraune Tropfen. Der oberste erstreckt sich vom Oberbauch bis zum rechten Unterarm. An seiner dicksten Stelle ist er so breit wie der Kopf. Der zweite Tropfen verläuft vom linken Hüftgelenk schräg nach außen. Der dritte beginnt in Kniehöhe und erstreckt sich schräg über das rechte Schienbein. Der vierte und kleinste verläuft vom Innenknöchel des linken Fußes fast senkrecht nach unten und endet etwas unterhalb der großen Zehe.

INDIVIDUELLE HINTERGRUND-AURA:

Dieser Mensch ist mental überbetont und kopflastig, wie das Gelb in seiner Aura zeigt. Er ist sehr stark dem Denken verfallen und kann nicht abschalten. Außerdem ist er unruhig und depressiv und neigt dazu, sich hängen zu lassen, wie das Karamellbraun zeigt. Er kann das Leben nicht genießen. Zudem wird er sehr leicht wütend, wie das Blaurot verrät. Er zeigt aber seine Aggressionen nicht direkt, indem er sie herauslässt, sondern staut diese an, bis es für ihn unerträglich wird. Dann versucht er, seine Wut unterschwellig abzulassen, indem er provoziert, stänkert oder verletzt. Dass er tatsächlich explodiert, ist äußerst selten.

Das Grüngelb offenbart seine Neigung zu Unehrlichkeit. Zwar lügt er, merkt aber nicht, dass er die Unwahrheit sagt. Es handelt sich dabei um Notlügen, bei denen ihm nicht bewusst ist, dass er etwas Unehrliches tut.

Am Umbra lässt sich erkennen, dass er so erschöpft ist, dass er dem Leben keine Freude mehr abgewinnen kann. Es bleibt ihm keine Energie mehr, um sich des Lebens zu erfreuen.

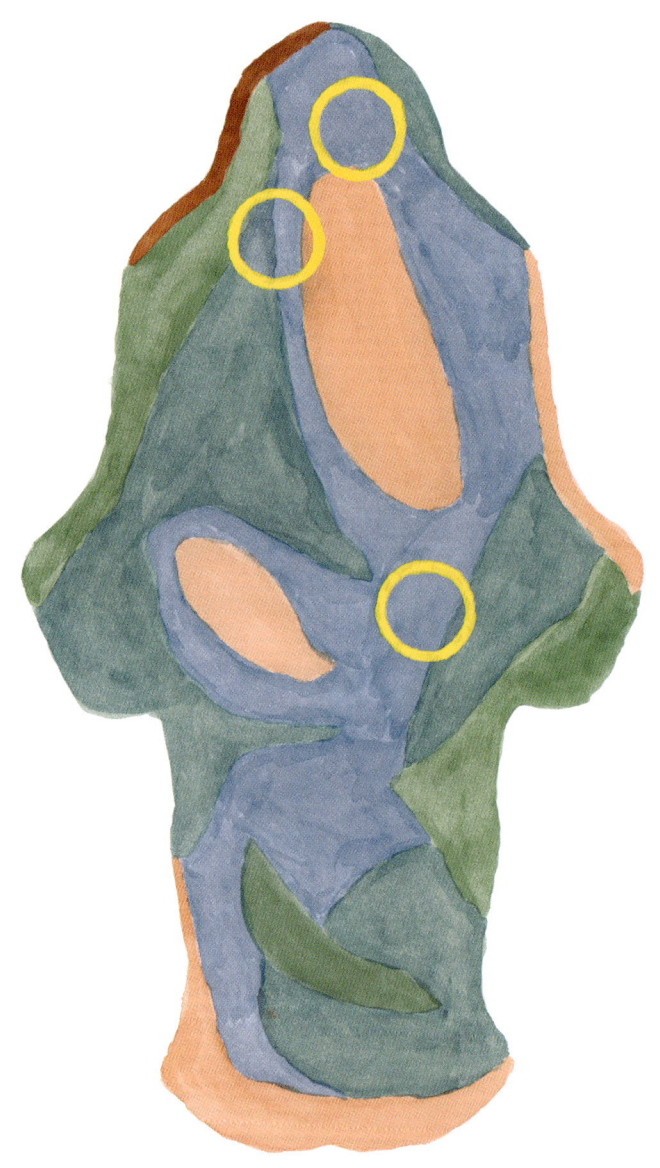

White Chestnut

BACH-BLÜTE:

Denkzwang. Bei den Betroffenen hat sich das Denken verselbstständigt. In ihren Köpfen kreisen unaufhörlich Gedanken oder Melodien, die sie nicht mehr kontrollieren können.

White Chestnut als „Akutes Typenmittel" zeigt sich in der Vordergrund-Aura als drei gleichgroße gelbe Ringe. Der oberste beginnt in Höhe des linken Ohrs und erstreckt sich über die linke Gesichtshälfte nach oben. Der mittlere befindet sich rechts neben dem Hals, der untere zur Hälfte im oberen Bereich des linken Oberschenkels, der Rest ragt seitlich über den Körper hinaus.

INDIVIDUELLE HINTERGRUND-AURA:

Das Graublau zeigt, dass dieser Mensch keinerlei Veränderungen in seinem Leben möchte. Er ist unflexibel und weicht von einmal getroffenen Entscheidungen nicht mehr ab. Dies bezieht sich sowohl auf alltägliche Dinge als auch auf größere Angelegenheiten im Leben, wie Religion, Moral, Ehre, Einstellung zur Arbeit oder zur Gesellschaft.

Seine Unfähigkeit, das Leben zu genießen, zeigt sich an dem Terrakotta. Er tut sich schwer, sich beispielsweise an einem guten Essen oder einem schönen Film zu erfreuen, da er nicht wie andere Genuss aus diesen Dingen ziehen kann. Das Leben plätschert an ihm vorbei. Über seine Gefühle spricht er nicht und zeigt diese auch nicht nach außen, was an dem dunklen Cyan erkennbar ist. Er ist sehr verschwiegen, was seine eigenen Probleme betrifft, da es niemanden etwas angeht, was in seinem Herzen vorgeht. Umgekehrt interessiert er sich auch nicht für das, was im Herzen anderer vorgeht.

Das schmutzige Graugrün verrät seine scheinbare Ausgeglichenheit. Diese ist abhängig von der äußeren Situation. Deshalb ist er ständig auf der Suche nach Möglichkeiten, damit alles klappt, und ist sehr bemüht, sein Leben so zu ordnen, dass alles gelingt. Dabei kann er sich nicht auf neue Situationen einstellen, erkennbar am Henna. Von seiner Gedankenstruktur her zieht er stets alte Dinge in Betracht und ist dadurch nicht in der Lage, sich für das zu öffnen, was auf ihn zukommt. Dies bezieht sich auch auf Mitmenschen, für die er wenig empfinden kann. Aus diesem Grund neigt er teilweise zu Traurigkeit.

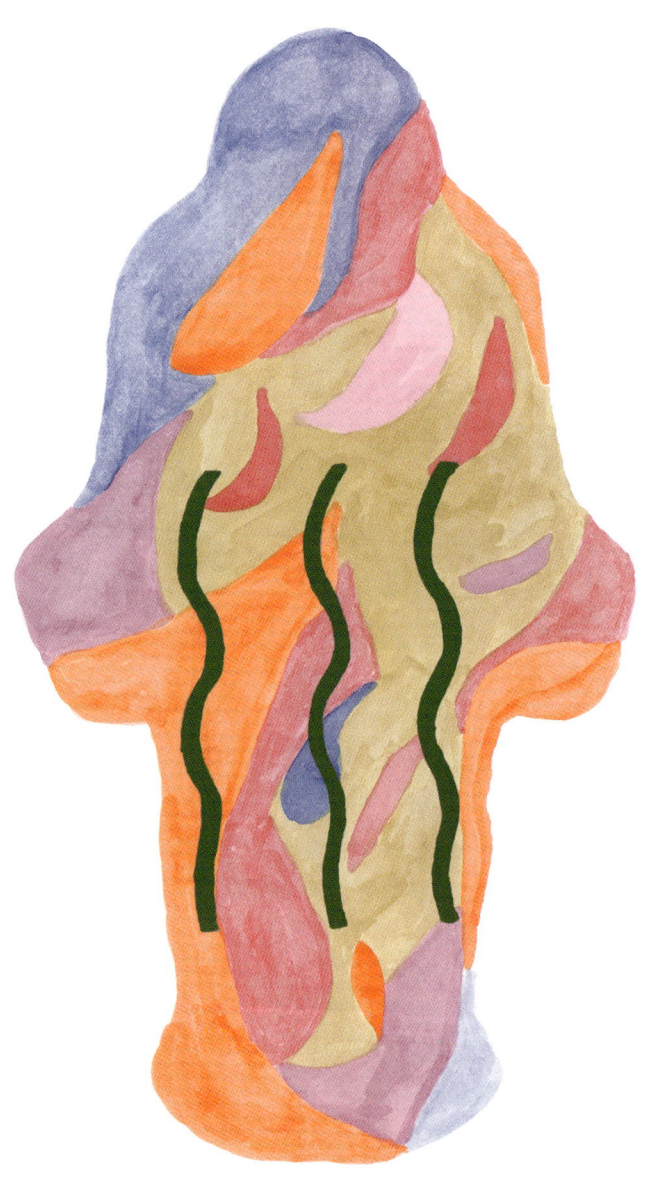

Wild Oat

BACH-BLÜTE:

Ziellosigkeit. Die Betroffenen sind ziellos und befinden sich auf der Suche nach dem, was sie ausfüllen könnte. Es ist schwierig für sie, das Passende zu finden, weil sie sich zu nichts wirklich hingezogen fühlen. Deshalb fallen ihnen auch die kleinen Entscheidungen des Lebens schwer, wie beispielsweise Einkäufe, Programmwahl im TV oder Freizeitgestaltung. Sie besitzen ein Gefühl von innerer Leere, welche anscheinend durch nichts auszufüllen ist.

Wild Oat als „Akutes Typenmittel" zeigt sich in der Vordergrund-Aura als drei dunkelgrüne Schlangenlinien. Diese verlaufen gleichförmig von der Höhe des Bauchnabels bis in Wadenhöhe. Die mittlere Schlangenlinie befindet sich dabei auf der Körperlängsachse und wird von den beiden anderen jeweils in einem Abstand von zwei Handbreit flankiert.

INDIVIDUELLE HINTERGRUND-AURA:

Dieser Mensch neigt zu Selbstgefälligkeit und drängt sich gerne in den Mittelpunkt. Er kann sich in Gesellschaft nicht zurücknehmen und fällt schnell auf, wie an dem Rotorange zu sehen ist. Gleichzeitig stellt er sich bei allem, was er tut, selbst ein Bein und macht sich damit jede Freude kaputt. Wie an der Lehmfarbe erkennbar, landet er deswegen in Depressionen.

An dem Kornblumenblau ist zu erkennen, dass dieser Mensch zu idealistischen Gefühlen neigt und sich in der Tiefe darin verliert. Aus Idealismus verzichtet er auf vieles und nimmt dadurch andere Aspekte des Lebens nicht wahr. Gleichzeitig besitzt er eine Leidenschaft, die bis hin zu Aggressivität geht, was am Malvenrot zu sehen ist. Außerdem verrät das Rosa in seiner Aura, dass er gerade verliebt ist.

Obgleich er eine natürliche innere religiöse Anbindung an Gott besitzt, wie an dem Pastellblau zu sehen ist, eignet er sich spirituelle Fähigkeiten an und missbraucht diese auch, um anderen damit zu schaden. Dieses Verhalten wird durch das Rotlila in seiner Aura deutlich.

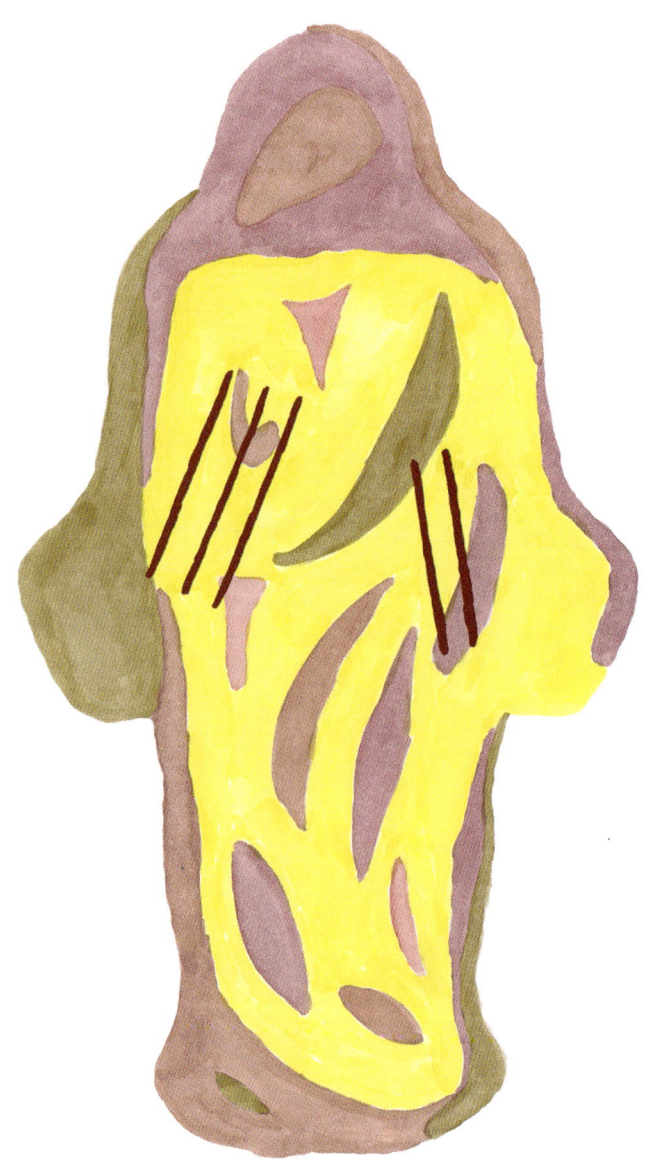

Wild Rose

BACH-BLÜTE:

Resignation. Die Betroffenen kapitulieren innerlich und lassen sich vollkommen treiben. Sie unternehmen nichts mehr, um die unbefriedigende und scheinbar aussichtslose Situation, in der sie sich gerade befinden, zu ändern. Da ihnen alles sinnlos erscheint, fügen sie sich in fatalistischer Weise in ihr vermeintliches Schicksal.

Wild Rose als „Akutes Typenmittel" zeigt sich in der Vordergrund-Aura als fünf portweinrote Striche. Drei davon gruppieren sich auf der rechten Körperseite. Sie beginnen in Höhe des unteren Endes des Brustbeins und enden in Hüfthöhe. Die anderen beiden sind etwas kürzer und verlaufen seitlich der linken Hüfte außerhalb des Körpers. Sie beginnen in Höhe des Bauchnabels und enden in Höhe der Oberschenkelmitte.

INDIVIDUELLE HINTERGRUND-AURA:

Am dem vorherrschenden Pastellgelb ist zu erkennen, dass dieser Mensch ein brillanter Denker ist, der die Fähigkeit besitzt, komplexe Zusammenhänge zu erfassen. Trotzdem versucht er, sich spirituelle Fähigkeiten anzueignen, um andere damit zu beeinflussen, wie das Graumagenta verrät. Es geht ihm dabei nicht um die Erlangung dieser Kräfte an sich, sondern um deren Anwendung zum Zweck der Manipulation, ohne jedoch dem anderen damit schaden zu wollen.

An dem Olivgelb ist zu sehen, dass sich dieser Mensch nicht vorstellen kann, jemals in seinem Leben Erfolg zu haben. Er geht stets davon aus, dass irgendjemand ihn in seinen Bemühungen stört. Aus diesem Grund misstraut er anderen, geht ihnen aus dem Weg und bemüht sich nicht um soziale Kontakte. Dies geschieht aber nicht aus generellem Misstrauen, sondern aus der Befürchtung heraus, behindert zu werden.

Das Grauviolett offenbart seine versteckten Aggressionen. Da diese latent sind, sind sie ihm nicht bewusst. Aggressiv wird dieser Mensch zwar nicht, aber es ist eine unterschwellige Aggression vorhanden, die andere spüren. Dazu neigt er zu einer gewissen Frivolität, ersichtlich an dem blassen Purpurrot. Er mag es, sich gelegentlich exhibitionistisch zu präsentieren, indem er aufreizende Kleidung trägt.

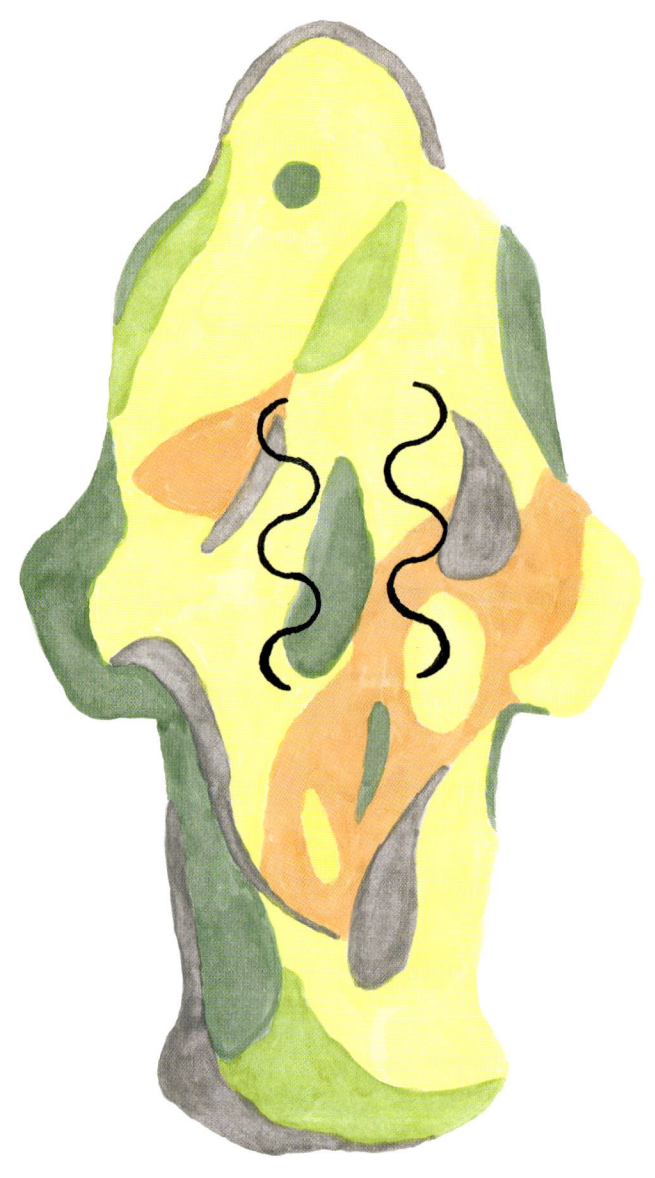

Willow

BACH-BLÜTE:

Verbitterung. Die Betroffenen fühlen sich als Opfer und suchen nach Schuldigen, die sie für ihr Unglück verantwortlich machen können. Sie fressen ihre Wut und Bitterkeit förmlich in sich hinein und missgönnen ihren Mitmenschen jegliches Glück, da sie mit ihrem Schicksal hadern.

Willow als „Akutes Typenmittel" zeigt sich in der Vordergrund-Aura als zwei schwarze Schlangenlinien. Diese beginnen eine Handbreit unterhalb der Achselhöhle und enden in Höhe der Oberschenkelmitte. Die rechte erstreckt sich von der Körpermittelachse etwas mehr als eine Handbreit nach außen. Die linke ist in ihrer Form spiegelgleich. Sie beginnt etwas mehr als eine Handbreit seitlich der Körpermittelachse und erstreckt sich von dort nach außen.

INDIVIDULLE HINTERGRUND-AURA:

Das Pastellgelb zeigt, dass dieser Mensch ein brillanter Denker ist, der die Fähigkeit besitzt, komplexe Zusammenhänge zu erfassen. Trotzdem fühlt er sich schuldig in Fällen, in denen ihn keine oder nur wenig Schuld trifft, wie am Anthrazit zu erkennen ist. In allem, was er tut, meint er die Verantwortung auf sich nehmen zu müssen. So ist er stets der Ansicht, er hätte Fehler gemacht und müsse dafür bestraft werden.

Außerdem zeigt er ein Unverständnis für seine eigenen Gefühle, wie das Gelbgrün verrät. Jede Frage über seine Befindlichkeiten beantwortet er mit den Worten: „Weiß ich nicht!", obgleich er ein Bewusstsein darüber besitzt. Deshalb wirkt er häufig kindlich und dümmlich. Das Graugrün lässt erkennen, dass er über seine Gefühle kein Feedback besitzt und somit nicht wahrnimmt, ob er wütend, traurig oder glücklich ist. Er reagiert, ohne zu spüren, wie er sich dabei fühlt, und funktioniert nur noch.

Das helle Ockergelb offenbart seine Melancholie und Traurigkeit. Bei trübem Wetter und entsprechender Stimmung kann er sich nicht freuen.

EINE NEUE SICHTWEISE

Die neue Einteilung der Aura-Farben

Die Farbvielfalt der Astral-Aura ergibt sich aus den 83 möglichen Farben[58] und deren unterschiedlichen Farbintensitäten. Die Aura-Farben stehen für Gefühle und lassen sich grob in die bereits erwähnten acht Gruppen einteilen:

Rot	Vitalität
Orange	Selbstgefälligkeit
Gelb	Intellektualität
Grün	Emotionalität
Blau	Religiosität
Violet	Spiritualität
Braun	Depressivität
Schwarz	Destruktivität

Mit den heutigen Erkenntnissen über die astrale Aura ist eine weitere, neue Einteilung angebracht, und zwar in *reine Aura-Farben*, *archetypische Aura-Farben* sowie *Konklusionsfarben*.

Zur Gruppe der **reinen Aura-Farben** zählen die Gemütszustände, die den höchsten Entwicklungszustand darstellen, den ein Mensch erreichen kann. Hierzu gehören lediglich Pastellrosa, Pastellgelb, Pastellgrün, Pastellblau und Pastellviolett. Sie

---

58 Vgl. Kap. 2, Die Farben der Aura.

verkörpern die positiven Gefühle, die nur von wenigen Menschen dauerhaft erlebt werden und deshalb nur sehr selten in der Aura zu sehen sind[59]. Die Emotionen, die zu der Gruppe der reinen Aura-Farben gehören, verändern weder die Konturen der Aura noch schränken sie die Fluktuationen der *Qualitäten* ein. Diese Farben besitzen die Eigenschaft, lediglich in der Hintergrund-Aura zu erscheinen.

Zu der Gruppe der **archetypischen Aura-Farben** zählen die 40 Farben, welche sowohl in der Vordergrund- als auch in der Hintergrund-Aura[60] auftreten können. Jede dieser Farben tritt stets mit dem ihr entsprechenden negativen archetypischen Gemütszustand auf. Mit ihrem Erscheinen erfolgen Veränderungen in den dazugehörigen Bach-Blüten-Hautzonen, und gleichzeitig werden die Fluktuationen der *Qualitäten* eingeschränkt. Je stärker das negative Gemütskonzept ausgeprägt ist, desto massiver sind die Deformierungen an den entsprechenden Hautzonen. Gleichzeitig wird die Qualität der *Qualitäten* mangelhafter, was schlussendlich zu gesundheitlichen Beschwerden führt. Das Auftreten von archetypischen Gemütszuständen und deren Aura-Farben steht somit in direktem Zusammenhang mit dem gesundheitlichen Befinden des Menschen. Mit Bach-Blüten sowie deren entsprechenden ätherischen Ölen und Edelsteinen können alle diese negativen Emotionen und deren Veränderungen in der astralen Aura erfolgreich behandelt werden.

In die Gruppe der **Konklusionsfarben** fallen die restlichen 38 Farben, die ähnlich den *reinen Aura-Farben* nur in der Hintergrund-Aura auftreten können und deren Erscheinen zu keiner Deformierung der Aura-Kontur führt. Trotzdem verkörpern sie negative Gemütskonzepte, die jedoch nicht mit Bach-Blüten, ätherischen Ölen und Edelsteinen behandelt werden können, da die von ihnen verkörperten Emotionen nicht archetypisch sind.

Damit diese Konklusionsfarben in der Astral-Aura erscheinen können, bedürfen sie der sogenannten *Arkafäden*.

---

59 Gelegentlich kommt es zwar vor, dass einer dieser Pastelltöne temporär auftritt, aber es ist äußerst selten, dass die Aura eines Menschen nur noch aus Farben der Gruppe der reinen Aura-Farben besteht.

60 Diese Aura-Farben können jedoch nicht gleichzeitig in der Vordergrund- und Hintergrund-Aura erscheinen.

Bedeutung der Arkafäden und der Konklusionsfarben

Bei den Arkafäden handelt es sich um brombeerviolette Fäden, die extrem schwer in der Astral-Aura wahrzunehmen sind, schwieriger noch als die Strukturen der Wasseradern in der ätherischen Aura[61]. Sie bilden sich zwischen zwei Menschen, die sich emotional miteinander verbunden fühlen, wobei die Bildung des Arkafadens immer von einer der beiden Personen ausgeht. Hierbei knüpft der „Sendende" an die Astral-Aura des „Empfangenden" an. Die Trennung in Sender und Empfänger wurde deshalb gewählt, weil diese gleichzeitig eine Funktionsbeschränkung der Arkafäden beschreibt. Der Informationsfluss innerhalb dieser Fäden funktioniert nämlich nur in eine Richtung und nicht „bi-direktional". Aus diesem Grunde gibt es meistens zwei Arkafäden zwischen zwei vertrauten Personen, z.B. einen von der Mutter zum Kind und einen zweiten vom Kind zur Mutter.

Voraussetzung für die Entstehung eines Arkafadens ist, dass beim Empfangenden ein Gefühl der Vertrautheit zu der sendenden Person besteht, ansonsten kann die Anknüpfung nicht erfolgen. Ein derartiger Arkafaden würde von der äußersten Schicht der astralen Aura des Empfängers als „fremd" eingestuft und „abgelehnt" werden. Aus diesem Grund existieren Arkafäden ausschließlich zwischen Menschen, die sich miteinander emotional verbunden fühlen und miteinander vertraut sind.

Die Stelle, an der ein Arkafaden die Aura berührt, ist individuell verschieden. Beim Sender richtet sich seine Lokalisation nach seinem Beziehungsgefühl, welches unter anderem bei der Partnerwahl eine große Rolle spielt. Diese ist sehr komplex und schwierig zu beschreiben. Um eine grobe Vorstellung davon zu bekommen, möchte ich zwei vereinfachte Beispiele anführen: Bei einer sogenannten „Kopfbeziehung", bei welcher der Intellekt eine sehr wichtige Rolle spielt, würde der Arkafaden am Kopf entstehen. Bei einer „emotionalen Herzensbeziehung" würde der feinstoffliche Verbindungsfaden dementsprechend an der Brust über dem Herzen entspringen.

Dieses Beziehungsgefühl bestimmt den „Point of Interest"[62] (POI), wie ich ihn bezeichne. Dieser ist geprägt von archaischen Gefühlen und stammt noch aus dem

---

61 Vgl. Kap. 4, Sonderphänomene.
62 Point of Interest, kurz POI genannt, bedeutet Stelle des Interesses.

Beginn der Menschheitsgeschichte, was seinen Mechanismus erklärt. Hierbei handelt es sich jedoch nicht um den sogenannten „ersten Blick", bei dem entschieden wird, ob ein Mensch für den anderen attraktiv ist, sondern um den „zweiten Blick", bei dem abgeklärt wird, ob das, was von Interesse ist, auch beim anderen „vorhanden" ist. Die POI der Frauen in der Steinzeit waren beim Mann meist Brustkorb, Oberarme und Bauch. Ein großer Brustkorb stand für Ausdauer, starke Oberarme für Kraft und damit auch für Schutz. Der Bauch zeigte an, ob ein Mann gut genährt war und damit die eigene Versorgung mit Nahrungsmitteln sichergestellt sein würde. Der POI der Männer dieser Zeit war bei der Frau fast ausschließlich der Bauch, da dieser genügend Platz für ein Kind bieten sollte. Bei späteren Kulturen, bei denen Landbau betrieben wurde, verlagerte sich der männliche POI bei den Frauen auf den Rücken, da dieser kräftig genug für die harte Feldarbeit sein sollte.

Der Arkafaden des Senders entspringt an der Körperstelle, die dem POI des Empfänger entspricht. So entsteht beispielsweise bei Säuglingen der Arkafaden zur Mutter meistens auf deren eigener Brust. Dieser Mechanismus besitzt heute immer noch seine Gültigkeit und geschieht nach wie vor völlig unbewusst. Lediglich die Lokalisationen haben sich im Laufe der Menschheitsgeschichte verändert, da inzwischen das Beziehungsgefühl weitaus differenzierter geworden ist.

Beim Empfangenden richtet sich die Lokalisation danach, wo er berührt werden möchte, wobei die sogenannten erogenen Zonen überhaupt keine Rolle spielen. Stattdessen handelt es sich dabei um die Stellen, die den archaischen Gefühlen entsprechen, die Geborgenheit und Sicherheit vermitteln, wie beispielsweise der Rücken, da man dort den anderen spürt, wenn dieser einen umarmt.

Die Entstehung eines Arkafadens lässt sich folgendermaßen zusammenfassen: Zwischen zwei Menschen, die sich einander verbunden fühlen, entsteht ein feinstofflicher brombeervioletter Faden. Dieser entspringt beim Sender an der Körperstelle, die den POI beim Empfänger darstellt. Der entstandene Arkafaden trifft beim Empfangenden an der Stelle ein, an der er gerne berührt werden möchte. Sollte der Empfänger zum Sender jedoch kein Gefühl der Vertrautheit empfinden, wird der Arkafaden von der äußeren Astral-Aura-Schicht abgelehnt, und die feinstoffliche Verbindung findet nicht statt.

Der Durchmesser eines Arkafadens richtet sich nach der emotionalen Verbundenheit der einzelnen Personen zueinander – je größer diese ist, desto dicker ist der

Faden. So ist es völlig normal, dass im Familienkreis, d.h. zwischen Ehepartnern sowie Eltern und Kindern, sehr dicke Verbindungsfäden bestehen. Im Freundeskreis entstehen dagegen ausschließlich dünne Arkafäden. Mit dem Erwachsenwerden der Kinder lösen sich bei ihnen die dicken Arkafäden zu den Eltern auf, und es bilden sich stattdessen wesentlich dünnere, wie es bei Freundschaften der Fall ist.

Sollte sich die emotionale Verbundenheit von Freunden verlieren, weil sie sich beispielsweise durch Umzug oder Interessenverlagerung lange Zeit nicht mehr sehen, so würde sich auch der entsprechende Arkafaden stetig verkleinern und irgendwann einmal abreißen. Es gibt jedoch auch pathologische Arkafäden, die weiterhin bestehen bleiben, nachdem die emotionale Verbindung beendet worden ist. Dies tritt beispielsweise bei Ex-Partnern auf, die trotz ihrer Trennung noch immer an dem Gefühlsleben des anderen teilnehmen. Gelegentlich kommt es auch vor, dass sich der große Arkafaden zwischen Mutter und Kind nicht auflöst, obwohl dieses bereits erwachsen ist und das Elternhaus längst verlassen hat. In solchen Fällen kann ein spiritueller Heiler diese pathologischen Verbindungsfäden kappen.

Über die Arkafäden nehmen Personen, die miteinander verbunden sind, an dem Gefühlsleben des anderen teil. Sie bekommen über diese feinstoffliche Verbindung mit, wie es dem anderen geht. Beispielsweise spüren so Ehepartner, wenn der andere Zuwendung benötigt. Mütter nehmen auf diese Weise wahr, wie es ihren Kindern geht und wann diese Hilfe benötigen. Der sogenannten „siebte Sinn der Mütter" beruht lediglich auf den Verbindungen, die über die Arkafäden mit ihren Kindern bestehen, und hat weniger mit übersinnlicher Wahrnehmung zu tun, wie gelegentlich vermutet wird. Die Informationen, die über die Arkafäden kommen, sind so eindeutig, dass eine Mutter präzise sagen kann, welches ihrer Kinder gerade der Hilfe bedarf bzw. welchem es im Moment schlecht geht. Zu Zeiten der Höhlenmenschen war dies äußerst wichtig, da so eine Frau beispielsweise wusste, ob es ihrem Mann, der sich auf der Jagd befand, gut ging oder ob sich ihr Kind in Gefahr befand.

Arkafäden können jedoch nur negative Gefühle bzw. deren entsprechende Aura-Farbe übermitteln[63] und zwar jene, die zur Gruppe der „archetypischen Aura-Farben" gehören.

---

63 Positive Gefühle können nicht über Arkafäden übermittelt werden.

Ein Arkafaden überträgt keine Schwingungsmasse von der einen Aura in die andere, da die äußere Schicht der Astral-Aura des Empfängers ein Eindringen einer fremden feinstofflichen Materie nicht zulässt. Seine Funktion lässt sich vielmehr mit der eines Stempels vergleichen. Bei der Entstehung eines Arkafaden ist dieser noch „neutral", doch in dem Moment, in dem er zum ersten Mal einen negativen Gemütszustand überträgt, bekommt er eine Prägung dieser Emotion, welche ich „Primärstempel" nenne. Die Informationen des Senders fließen genau bis zur äußeren Aura-Grenze des anderen und drücken sich dort als Stempel auf. Dieser wird in der Astral-Aura des Empfängers wie ein andauernder einfarbiger Wasserstrahl wahrgenommen, der auf eine Glasscheibe trifft. Wird über diesen Arkafaden noch zusätzlich ein weiteres negatives Gefühlskonzept übertragen, bildet sich ein reversibler Sekundärstempel[64]. In unserem Bild entspräche dies einem zweifarbigen Wasserstrahl. Klingt die zweite negative Emotion wieder ab, bildet sich der Sekundärstempel vollständig zurück. Der Primärstempel bleibt stets erhalten, selbst wenn der Sender das entsprechende negative Gefühl nicht mehr empfindet. Das bedeutet, dass die erste übertragene negative Emotion permanent auf die Astral-Aura des Empfängers wirkt.

Wie bereits beschrieben, kann eine durch einen Arkafaden übertragende Aura-Farbe nicht von der astralen Aura des Empfängers angenommen werden, da die äußere Astral-Aura-Schicht dies verhindert. Allerdings kann diese ein emotionales Feedback auslösen, welches sich als eine Konklusionsfarbe[65] in der Aura des Empfängers zeigt.

Eine Konklusionsfarbe ist demnach eine emotionale Reaktion, die auf eine mittels Arkafaden übertragene archetypische Aura-Farbe erfolgt. Bei dieser Übertragung ist jedoch nur eine bestimmte Konklusionsfarbe als emotionales Feedback möglich. So kann beispielsweise das archetypische Rotbraun beim Empfänger nur zu einem Malvenrot und nicht zu einer anderen Farbe aus der Gruppe der Konklusionsfarben führen. Das Rotbraun in der Aura zeigt, dass jemand „Lust an Gewalt", „Lust zu tyrannisieren" besitzt. Daraufhin kann jedoch nur die emotionale Reaktion erfolgen, dass Lust durch Gewalt erlebt wird. Dementsprechend entsteht

---

64 So eine zweite Prägung entsteht, wenn ein negatives Gefühl häufig beim Sender auftritt. Die Intensität der Emotion spielt hierbei keine Rolle.
65 Den Begriff Konklusionsfarbe wählte ich angelehnt an das lat. conclusio, was Schlussfolgerung bedeutet.

eine „Leidenschaft, die bis hin zur Aggressivität geht", welche als Malvenrot in der Aura des Empfängers wahrzunehmen ist. Personen mit der Aura-Farbe Malvenrot empfinden Lust bei Gewalt, was einfach das umgedrehte Gegenstück von „Lust an Gewalt" ist. „Rotbraun" übt Gewalt aus und empfindet dabei Lust. „Malvenrot" empfindet Lust umso mehr, je mehr Gewalt dabei stattfindet. In diesem Sinne sind die Emotionen, für die die Konklusionsfarben stehen, die Umkehrungen von negativen archetypischen Gefühlen.

Opfert sich beispielsweise ein Vater in seinem Beruf so weit auf, bis er sinnbildlich gesprochen tot ist, wird dies in seiner Aura als dunkles Schiefergrau zu erkennen sein. Aus diesem übertriebenen Pflichtgefühl kann jedoch nur das emotionale Feedback erfolgen, dass Aufopferung Befriedigung ist, welches sich als Türkisblau in der Aura zeigt. Diese Aura-Farbe zeigt nun sein Kind, welches stets auf Abenteuer aus ist und in seiner Freizeit mit lebensgefährlichen Hobbys experimentiert, in der es sich für irgendeine Befriedigung aufopfert. Die geschilderte Emotion erfolgt ausschließlich als emotionales Feedback auf das archetypisch negative Gefühl des Vaters und hat nichts mit Erziehung oder Ablehnung des väterlichen Verhaltens zu tun. Es handelt sich dabei lediglich um die emotionale Reaktion des Kindes auf das negative archetypische Gefühl seines Vaters, welches er über die Arkafäden empfing.

Da es sich bei den 40 archetypischen Aura-Farben um genau 38 Archetypen handelt, gibt es dementsprechend auch 38 Konklusionsfarben. Welche konkrete archetypische Aura-Farbe im Einzelnen vom Arkafaden übertragen wird, ist durch die brombeerviolette Außenschicht des Verbindungsfadens von „außen her" nicht ersichtlich. Diese lässt sich jedoch ableiten, da die Konklusionsfarben den archetypischen Aura-Farben eindeutig zugeordnet sind. Zudem bildet sich eine Konklusionsfarbe immer zuerst an der Aura-Grenze an dem Stempel des Arkafadens und breitet sich von dort in der Astral-Aura aus.

Nicht jeder Arkafaden führt mit seinem Primär- bzw. Sekundärstempel zwangsläufig zu einer Konklusionsfarbe. Ausschlaggebend hierfür ist die Stärke der Persönlichkeit des jeweiligen Menschen. Je mehr eine Person ihren eigenen Kopf lebt, desto weniger wird sie Konklusionsfarben entwickeln. Die Beharrlichkeit, unbeeinflusst den eigenen Weg zu gehen, um so die eigene Individualität zu leben, lässt den Entstehungsprozess dieser speziellen Aura-Farben nicht zu.

Quintessenz

Die Arkafäden hatten ihren Sinn und Zweck in den Anfängen der Menschheitsentwicklung, indem sie dabei halfen, das Überleben der damaligen Menschen sicherzustellen. Zu Zeiten der Höhlenmenschen war die Sprache noch nicht so weit entwickelt, um damit zu kommunizieren. Die Arkafäden überbrückten dieses Defizit, indem sie es ermöglichten, am Erleben des anderen teilzunehmen. Wurde beispielsweise eine Frau von einem wilden Tier bedroht, so spürte ihr Mann, der zur gleichen Zeit auf der Jagd war, ihre Todesangst und konnte ihr zu Hilfe eilen.

Heute überwiegen die negativen Aspekte der Arkafäden (Konklusionsfarben, die über die feinstofflichen Verbindungsfäden entstehen können) gegenüber den positiven. Die Erkaufende sind Relikte aus der Steinzeit. Heute sind sie theoretisch überflüssig geworden, da wichtige Informationen verbal kommuniziert werden können, ohne dass sie die Aura und damit das Gefühlsleben des anderen nachteilig beeinflussen. Die Emotionen, die durch die Konklusionsfarben verkörpert werden, verfremden die Erlebnisfähigkeit des Menschen auf negative Weise und bringen für die menschliche Entwicklung keinerlei Nutzen.

Allerdings entwickelt ein Mensch, der als selbstständiges Individuum in sich selbst ruht und unbeeinflusst seinen eigenen Weg geht, trotz Arkafäden keine Konklusionsfarben.

Anhang

Literaturverzeichnis

Dietmar Krämer, Neue Therapien mit Bach-Blüten 1 – Beziehungen der Blüten zueinander, Ansata Verlag, München

Dietmar Krämer / Helmut Wild, Neue Therapien mit Bach-Blüten 2 – Diagnose und Behandlung über die Bach-Blüten Hautzonen, Ansata Verlag, München

Dietmar Krämer, Neue Therapien mit Bach-Blüten 3 – Akupunkturmeridiane und Bach-Blüten, Ansata Verlag, München

Dietmar Krämer, Neue Therapien mit ätherischen Ölen und Edelsteinen, Isotrop-Verlag, Bad Camberg

Dietmar Krämer, Neue Therapien mit Farben, Klängen und Metallen, Ansata Verlag, München

Dietmar Krämer / Anne Simons, Neue Therapien mit Bach-Blüten – Das Praxisbuch, Ansata Verlag, München

Dietmar Krämer & Hagen Heimann, Bach-Blütentypen, Books on Demand GmbH, Norderstedt

Dietmar Krämer & Hagen Heimann, Neue Therapien mit Bach-Blüten, ätherischen Ölen, Edelsteinen, Farben, Klängen, Metallen, G. Reichel Verlag, Weilersbach

Hagen Heimann, Alles über Bach-Blütentherapie und Neue Therapien mit Bach-Blüten nach Dietmar Krämer, G. Reichel Verlag, Weilersbach

Software

Dietmar Krämer, Neue Therapien mit Bach-Blüten, ätherischen Ölen und Edelsteinen, CD-ROM für Mac und PC, Isotrop-Versand, Bad Camberg

Internet

Neue Therapien mit Bach-Blüten, ätherischen Ölen und Edelsteinen:
www.sanfte-therapien.de

Seminare

Internationales Zentrum für Neue Therapien mit Bach-Blüten, ätherischen Ölen und Edelsteinen

Postfach 1712, D-63407 Hanau, Fax: 06181 - 24 640

E-Mail: info@dietmar-kraemer.de

Internet: www.dietmar-kraemer.de

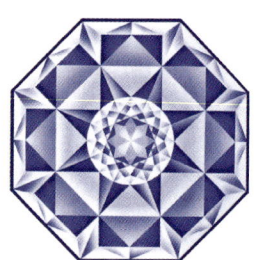

Das Internationale Zentrum für Neue Therapien arbeitet derzeit in sechs Ländern und in vier Sprachen. Verantwortlich für die einzelnen Länder sind die lokalen Zentren in Hanau/BRD, Merate/Italien, Badhoevedorp/Holland und Mazkeret Batya/Israel.

Seminare „Neue Therapien mit Bach-Blüten" nach Dietmar Krämer

Themenschwerpunkte:

- Charakteristika der einzelnen Bach-Blüten und deren Beziehungen zueinander
- Sensitive Diagnose über die Aura zum Auffinden gestörter Bach-Blüten-Hautzonen
- Anwendungen von ätherischen Ölen und Edelsteinen auf Bach-Blüten-Hautzonen
- Chakra-Diagnostik und Chakra-Therapien mit praktischen Übungen
- Behandlungsmethoden mit Farben, Klängen und Metallen

Seminare „Eine Neue Sichtweise" nach Hagen Heimann

Themenschwerpunkte:

- Neueste Erkenntnisse über die feinstofflichen Körper des Menschen
- Die Interaktionen der verschiedenen Auren untereinander
- R-Relais – die feinstofflichen Verschaltungssysteme der Aura
- Die Bedeutung der *Qualitäten* für die Farben der Aura
- Zusammenhänge zwischen negativen Emotionen, Bach-Blüten und Aura-Farben
- Chakras und Charakter
- Die Bedeutung der einzelnen Chakra-Sektoren
- Das Erkennen von Charakterschwäche als Ausdruck von Störungen der Chakra-Sektoren
- Chakra-Mantra-Meditation zur Selbstbehandlung von Charakterschwäche
- Die spirituelle Entwicklung des Menschen

Das umfassende Standardwerk der Bach-Blüten-Therapie

von Dietmar Krämer

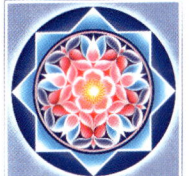

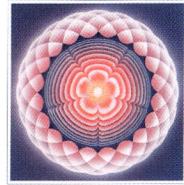

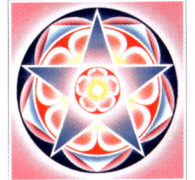

Neue Therapien mit Bach-Blüten 1

232 Seiten, gebunden
ISBN 978-3-7787-7067-2

Eine neue Einteilung der Blüten und ein neues Therapiekonzept systematisieren die 38 Blütenessenzen. Über die Beziehungen von Blüten zueinander (Schienen) eröffnen sich neue Wege zur Behandlung innerer Konflikte.

Neue Therapien mit Bach-Blüten 2

320 Seiten, gebunden
ISBN 978-3-7787-7068-9

Die Diagnose und Therapie über die Bach-Blüten-Hautzonen erweitern die Anwendungsmöglichkeiten der Blüten, die so auch zur Behandlung körperlicher Beschwerden eingesetzt werden können.

Neue Therapien mit Bach-Blüten 3

328 Seiten, gebunden
ISBN 978-3-7787-7069-6

Der Abschlussband beschreibt die Entsprechungen zwischen den Bach-Blüten-Schienen und den Akupunktur-Meridianen, dokumentiert mit einer Fülle von diagnostischen und therapeutischen Praxishinweisen.

Ansata

Hagen Heimann & Dietmar Krämer

CHAKRAS UND CHARAKTER
Die spirituelle Entwicklung des Menschen

In diesem Buch erläutern die beiden aura-sichtigen Heilpraktiker Hagen Heimann und Dietmar Krämer die Zusammenhänge zwischen den Chakras und der spirituellen Entwicklung des Menschen. Durch ihre eigene Forschung gelang es ihnen, die Bedeutung der einzelnen Chakra-Sektoren zu entschlüsseln, welche für genau definierte Lebensbereiche stehen. Daraus ergab sich eine völlig neue Sichtweise der Chakras. So äußern sich Charakterschwächen als Störungen in den Sektoren, die für Aura-Sichtige als farbige Strukturen zu sehen sind. Anhand der eindrucksvollen Beschreibungen dieser Chakra-Störungen und deren Auswirkungen kann der Leser selbst erkennen, welcher Sektor betroffen ist.

Ferner gelang es den beiden Autoren, den Eigenklang jedes einzelnen Sektors zu ermitteln. Diese Klänge sind Mantras, die es im Zusammenhang mit einer speziellen Meditationstechnik ermöglichen, sich selbst von seinen eigenen Charakterschwächen zu befreien. Sie fördern nicht nur die spirituelle Entwicklung, sondern führen auch zu einem harmonischen Leben.

Dem Buch liegt eine CD mit den Klängen der Mantras als Vorlage zur Meditation bei.

ISBN 978-3-89427-453-5

(Der Titel erscheint im Frühjahr 2009 im Aquamarin Verlag)

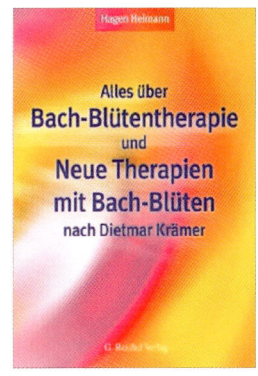

Alles über Bach-Blütentheraphie
und Neue Therapien mit Bach-Blüten
nach Dietmar Krämer

von Hagen Heimann
220 S., 14,5 x 21 cm
ISBN 978-3-926388-77-3

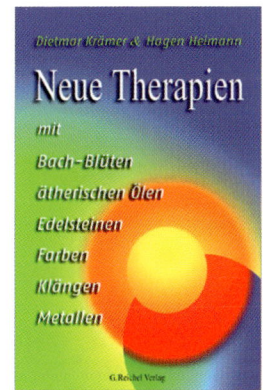

Neue Therapien
mit Bach-Blüten, ätherischen Ölen,
Edelsteinen, Farben, Klängen, Metallen

von Dietmar Krämer & Hagen Heimann
144 S., 14,5 x 21 cm
ISBN 978-3-926388-65-0

Reichel Verlag Verlag, Reifenberg 85, D-91365 Weilersbach, Tel. 09194 - 8900, Fax – 4262
Internet: www.Reichel-Verlag.de   E-Mail: info@reichel-verlag.de